Bundesvereinigung Stotterer-Selbsthilfe e.V. (Hrsg.)

Mein Kind stottert – was nun?

Ratgeber für Eltern

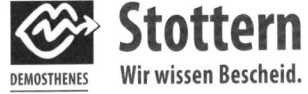

Impressum:

Copyright © by Demosthenes Verlag der
Bundesvereinigung Stotterer-Selbsthilfe e.V., Köln
Printed in Germany
ISBN 978-3-921897-56-0

Herausgeber: Bundesvereinigung Stotterer-Selbsthilfe e.V., Köln
Projektleitung und Textzusammenstellung: Bettina Helten
Lektorat: Dr. phil. Patricia Sandrieser, Dipl. -Logopädin
Satz und Layout: Marion Stelter
Umschlagentwurf und Umschlagrealisation: Marion Stelter
Titelfoto: © Monika Adamczyk - Fotolia.com
Illustrationen: Kinderzeichnungen eines Malwettbewerbs zum
Thema „Kinder malen ihr Stottern". Weitere farbige Kinderzeichnungen
in „Meine Worte hüpfen wie ein Vogel", siehe Anhang.
Druck: MOOSDRUCK, Leverkusen

1. Auflage, Januar 2010

Dieses Projekt wurde gefördert vom Bundesministerium für Gesundheit.

Inhaltsverzeichnis

Oranna Christmann

IV. Eltern / Wie Eltern ihrem stotternden Kind helfen können

Jutta Cornelißen-Weghake und Bettina Helten

V. Beratung / Professionelle Hilfe aufsuchen

Oranna Christmann

VI. Therapie / Behandlungsansätze und -methoden in der Therapie des Stotterns

Vorwort

Bettina Helten

Im Alter zwischen zwei und sechs Jahren entwickelt sich die Sprache eines Kindes in rasantem Tempo. Phasen mit Sprechunflüssigkeiten sind dabei allgegenwärtig und ganz normal. In den meisten Fällen verlieren sich diese wieder. Bei vier bis fünf Prozent aller Kinder handelt es sich jedoch um beginnendes Stottern. Eltern werden schnell unsicher, wenn sie mit Problemen in der Sprachentwicklung ihres Kindes konfrontiert werden, und machen sich auf die Suche nach Informationen und Unterstützung.

1995 veröffentlichte die Bundesvereinigung Stotterer-Selbsthilfe e.V. (BVSS) die erste Auflage des Elternratgebers „Wenn mein Kind stottert". Die Inhalte des Ratgebers bestimmten letztendlich die Eltern stotternder Kinder selbst. In den vielen Beratungsgesprächen, die die Bundesvereinigung Stotterer-Selbsthilfe e.V. in den letzten 30 Jahren mit den Eltern führte, tauchten bestimmte Fragen und Probleme immer wieder auf. Diese zu beantworten und zu klären war und ist Ziel dieses Ratgebers.

Ich kann mich noch gut an meine Anfänge als Stottertherapeutin Ende der neunziger Jahre erinnern. Das wegweisende Buch von Carl Dell „Therapie für das stotternde Schulkind" benutzte ich anfangs sehr häufig zum Nachschlagen und Erarbeiten individueller Therapiekonzepte – es hat mich in der Arbeit mit stotternden Kindern und Jugendlichen auf einen guten Weg gebracht. Und die Eltern? Sie suchten Informationen und Unterstützung auch über die Therapiestunden hinaus. Für sie gab es den Elternratgeber, der inmitten der leider immer noch existierenden „wilden" Ideen und Spekulationen rund ums Stottern ein festes, abgesichertes und vernünftiges Wissensfundament bildete.

Damit der Ratgeber Ihnen auch in Zukunft aktuelles Wissen liefert, wurde er nun komplett überarbeitet und auf den neuesten Stand gebracht. Denn gerade während der letzten zehn Jahre hat sich auf dem

Gebiet des Stotterns viel getan und es wird sich auch weiterhin viel tun.

- Neue Therapiekonzepte für die Behandlung des kindlichen Stotterns wurden entwickelt.

- Die Hirnforschung nahm sich verstärkt des Stotterns an und brachte durch neue Gehirnuntersuchungsverfahren etwas „Licht ins Dunkel".

- Einige Therapieansätze wurden und werden wissenschaftlich begleitet und auch auf ihren Erfolg hin untersucht.

Das erklärte Ziel der folgenden Kapitel ist, Sie als Eltern im Umgang mit Ihrem stotternden Kind sicher zu machen. Aber auch im Kontakt mit Ärztinnen, Psychologinnen, Therapeutinnen, Erzieherinnen, Lehrerinnen, Verwandten und Bekannten sollten Sie selbstbewusst und gut informiert zum Thema Stottern auftreten können. Diese Sicherheit wird nicht nur Ihnen gut tun, sondern auch auf Ihr Kind abfärben und es für den Alltag stärken.

Im besten Fall begleitet Sie dieser Ratgeber wie ein „roter (Leit-)Faden" durch all die Situationen, in die Sie als Eltern eines stotternden Kindes kommen können. Er hilft Ihnen, sich zum Experten in Sachen Stottern zu machen. So sind Sie gewappnet, wenn ein Arzt oder eine Ärztin Ihnen erklärt, das Stottern verwachse sich doch von alleine, oder Sie können das Vorurteil anderer, Stottern sei allein und ursächlich psychisch bedingt, widerlegen. Auch auf die vermeintlich „guten" Ratschläge von Bekannten sind Sie nicht angewiesen und Sie können Lehrerinnen darin unterstützen, sensibler auf Hänseleien oder vielleicht sogar Mobbing einzugehen, indem Sie ihnen mit wertvollen Tipps zum Umgang mit dem Stottern zur Seite stehen. Und natürlich können Sie so Ihrem Kind eine wertvolle Stütze sein, wenn dessen Mund nicht mehr macht, was es will, und es sich mit Gefühlen wie Scham oder Angst quält.

Nicht auf alle Belange kann der Ratgeber in aller Ausführlichkeit eingehen. Dafür ist er aber sozusagen „interaktiv" geworden. Nutzen Sie als Eltern unsere Telefonberatung und besuchen Sie uns im Internet unter www.bvss.de. Von dort aus gibt es auch einen Link zum Forum der BVSS – dort tauschen sich unter anderem betroffene Eltern aus und können sich sogar spezielle Fragen von Fachleuten beantworten lassen.

All das kann natürlich keine gute Therapie ersetzen. Aber dieser Ratgeber hilft Ihnen, kompetenter, stärker und sicherer zu werden. Alles Eigenschaften, von denen man als Eltern stotternder Kinder nicht genug haben kann.

Bettina Helten ist examinierte Krankenpflegerin und staatlich geprüfte Logopädin (Schule für Logopädie am Universitätsklinikum Heidelberg). Seit 2000 hat sie in einer Göttinger Praxis den Schwerpunkt Stottertherapien ausgebaut und ist seitdem Mitglied der Bundesvereinigung Stotterer-Selbsthilfe e.V. Therapien (teils in der Gruppe) mit Kindern, Jugendlichen und Erwachsenen. Die eigene Hündin ist zertifizierter Therapiebegleithund. Sie hielt Vorträge über Stottern bei den Kinderärztinnen und Hals-Nasen-Ohren-Ärztinnen der Region sowie bei diversen Serviceclubs. Sie organisierte Informationsveranstaltungen mit der Selbsthilfegruppe erwachsener Stotternder in Göttingen und baute eine Selbsthilfegruppe für Eltern stotternder Kinder auf.

Seit 2007 in Elternzeit, engagiert sie sich beruflich in der Seminar- und Fachberatungstätigkeit auch - aber nicht nur - für die Bundesvereinigung Stotterer-Selbsthilfe e.V. Dort ist sie außerdem bei der Onlinefachberatung im Internetforum der BVSS aktiv.

Hinweis: Da vor allem Frauen logopädisch und sprachtherapeutisch tätig sind, wurde in diesem Buch durchgehend die weibliche Form für Status- und Berufsbezeichnungen verwendet. Dem Gleichstellungsgrundsatz entsprechend gelten die Bezeichnungen jedoch selbstverständlich für Fachleute beiderlei Geschlechts.

Bettina Scheidegger

Um zu einem Verständnis dafür zu kommen, was Stottern ist, wie es entsteht und wie wir helfen können, ist es zunächst wichtig, sich den Verlauf der *normalen* Sprachentwicklung anzuschauen. Wir wollen wissen: Wie lernt ein Kind eigentlich sprechen, was muss es dafür alles können, und wie erlangt es normalerweise seine Sprechflüssigkeit?

1. Die „vorsprachliche" Zeit

Die Sprachentwicklung eines Kindes beginnt bereits unmittelbar nach der Geburt mit dem ersten Schrei. Ein Baby beginnt sich mitzuteilen, sich mit seiner Umgebung auf seine Weise zu verständigen. Eltern können sehr bald schon am Strampeln, am Gesichtsausdruck, am Tonfall und der Art des Schreiens erkennen, was ihr Baby ihnen mitteilen will: Hunger, körperliches Unwohlsein, Müdigkeit, aber auch Ausgeglichenheit, Freude, Begeisterung.

Wissenschaftlerinnen haben sogar festgestellt, dass das Schreien eines Babys sich verändert, wenn es gewohnt ist, dass ihm jemand antwortet: die Schrei-, vielmehr Rufphasen, sind kürzer, und das Kind lässt kleine Pausen für die „Antwort", die es erwartet. Das bedeutet: in der Art, wie ein Baby sich mitteilt, stellt es sich schon sehr früh auf die Reaktion der Umgebung ein. Umgekehrt ist ebenfalls eine starke Beeinflussung festzustellen: die Neugier und Lebhaftigkeit eines Babys regt auch Erwachsene oder Geschwisterkinder an, sich intensiver mit ihm zu beschäftigen.

Die Sprachentwicklung baut sich auf diesen ersten Verständigungs- und Handlungsmustern auf. Die enorme Wirkung wechselseitiger Beeinflussung lässt sich am Beispiel oben erkennen.

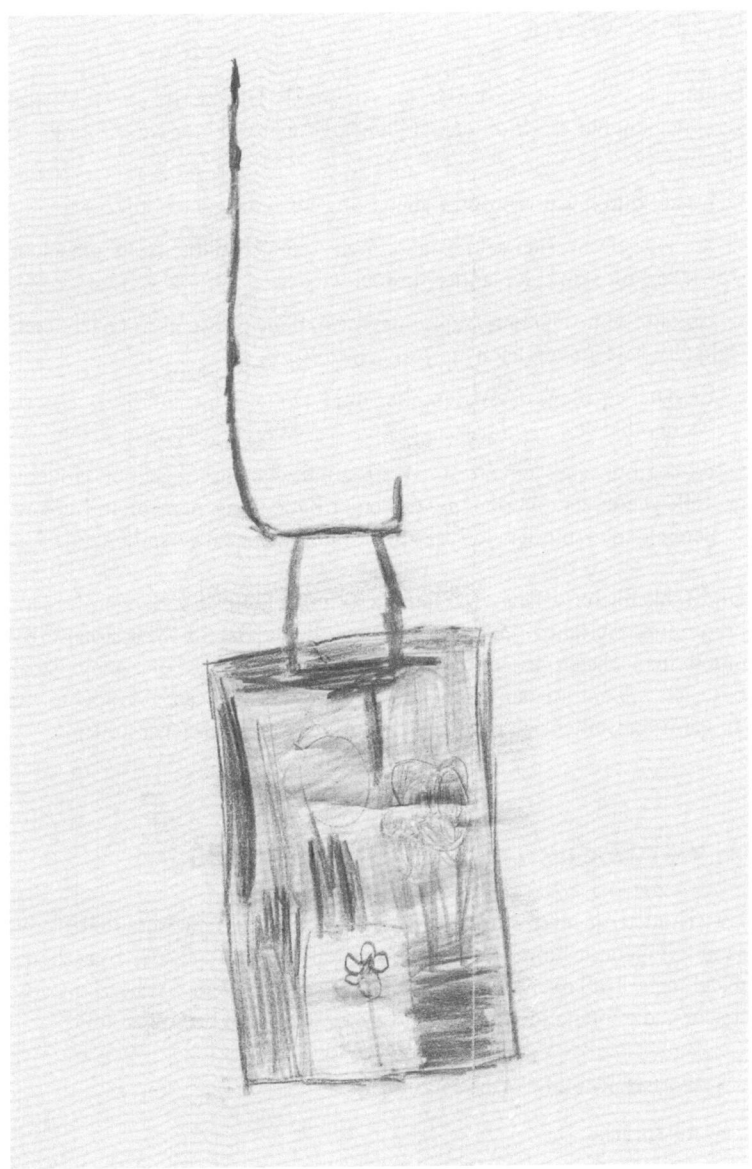

Swea, 5 Jahre
Das schöne Sprechen ist in der Tasche. Die Tasche hängt an einem Haken am Körper.
Unter dem Arm.

2. Erste Wörter

Beginnt ein Kind mit zirka ein bis eineinhalb Jahren, die ersten Wörter zu sprechen, hat es schon erstaunlich viele Entwicklungsschritte durchlaufen:

- Es hat durch Gurren und Lallen seine Sprechorgane entdeckt.

- Es hat gelernt, sich selbst zuzuhören und sich selbst nachzumachen, wiederholt sein „Geplapper" immer wieder.

- Es kann seine eigenen Äußerungen von denen anderer unterscheiden, beginnt sie zu vergleichen.

- Es hat begriffen, dass Menschen und Dinge konstant sind, dass sie Namen haben.

- Es beginnt, aus dem Strom von Lauten, der ihm begegnet, einzelne Teile wiederzuerkennen und mit einer Bedeutung aus seinem Lebensbereich zu verbinden, kurz: es beginnt, Sprache zu verstehen.

Und schließlich: es fängt an, ganz bestimmte Lautverbindungen in ganz bestimmter Absicht zu äußern. So kann z.B. der Begriff „Mamamam" die unterschiedlichsten Bedeutungen haben: „Das ist meine Mama (mein Papa), bitte, ich will auf deinen Arm, ich möchte etwas zu essen, ich möchte von dir getröstet werden, ich möchte mich wieder wohl und sicher fühlen."

3. Vier Ebenen der Sprachentwicklung

Das Kind lernt jetzt schrittweise, sich immer genauer mitzuteilen und seine Umgebung immer besser zu verstehen. Innerhalb der Sprachentwicklung selbst lassen sich allmählich vier verschiedene Teilbereiche ausmachen, die ineinandergreifen und sich gegenseitig beeinflussen:

- **Wortschatz und Wortbedeutung**
- **Aussprache**
- **Grammatik**
- **Sprachanwendungsfähigkeit, Redefähigkeit**

Eltern und Umgebung bemerken mit Freude, wie ein Kind Wörter förmlich „sammelt", wie es sie immer verständlicher aussprechen kann, wie es die ersten Zweiwortsätze spricht, und wie es in seiner Art, Sprache einzusetzen und Kontakte zu knüpfen, immer sicherer wird. Unvollkommenheiten sind dabei ganz selbstverständlich und altersgemäß. In diesem frühen Alter spricht ein Kind noch langsam und braucht viel Zeit zum Überlegen. Das merkt man am deutlichsten, wenn man mit ihm telefoniert: In der Zeit, in der eine andere Gesprächspartnerin längst geantwortet hätte, plant das Kind noch, was es sagen will. Manchmal muss der Erwachsene das eine oder andere wiederholen, ehe das Kind antworten kann. Das Zeitgefühl und die Gesprächsregeln des Kindes sind noch völlig anders als die des Erwachsenen.

4. Der Sprechvorgang

Nehmen wir einmal ein drei-, vier- oder fünfjähriges Kind, nennen wir es Tommy und schauen wir uns an, was in seinem kleinen Kopf alles passiert, wenn er uns etwas erzählen will. Er hat etwas erlebt – etwa die Vorgänge auf einer Baustelle beobachtet – und viele aufregende Bilder, Ereignisse und Einzelheiten schwirren in seinem Kopf herum. Er muss nun versuchen, seine Erinnerung in Sprache umzusetzen, muss auswählen, was er davon erzählen will und womit er wohl am besten anfängt. Er klopft seinen Wortschatz nach den richtigen Wörtern ab („Heißt es Bagger oder Kran?"). Er versucht seinen Gedanken in die richtige grammatische Form zu bringen („gefahrt oder gefahren?"). Dies alles muss auch noch möglichst schnell geschehen, denn sonst hat er seinen Satz vergessen. In Tommys Kopf arbeitet es auf Hochtouren. Hat er einmal alles in eine Reihenfolge gebracht, werden in seinem Gehirn erst noch die zugehörigen Aussprachemuster abgerufen und in Nervenimpulse für die Sprechorgane umgesetzt. Mittendrin tauchen Zweifel auf, muss noch mal berichtigt, nachgebessert werden. Dieser komplizierte Ablauf ist noch nicht so vollautomatisiert wie beim Erwachsenen. Manchmal gerät ein Satz durcheinander, manchmal klingen die Wörter noch nicht richtig, manchmal fällt Tommy das nächste Wort nicht schnell genug ein und er dreht solange eine Warteschleife („und dann... und dann... und dann... „). Gleichzeitig achtet Tommy ganz genau auf die Reaktionen des Zuhörenden: Ist er noch aufmerksam? Zeigt er Verständnis oder Zweifel? Dies wirkt sich auf seine Selbstsicherheit im Gespräch aus.

Vor allem am Anfang der Erzählung, wenn die Sprechplanung noch viel Kraft und Konzentration in Anspruch nimmt, oder wenn der Inhalt des Gesagten kompliziert wird, beobachtet man bei Kindern vermehrt Wiederholungsschleifen, Nachbesserungen und Satzumbauarbeiten. Sie gehören zur normalen Sprachentwicklung und dienen der Verbesserung der sprachlichen Ausdrucksfähigkeit. Mit zunehmendem Alter und sprachlichem Können meistern die Kinder Schritt für Schritt immer höhere Anforderungen an ihre Sprechflüssigkeit.

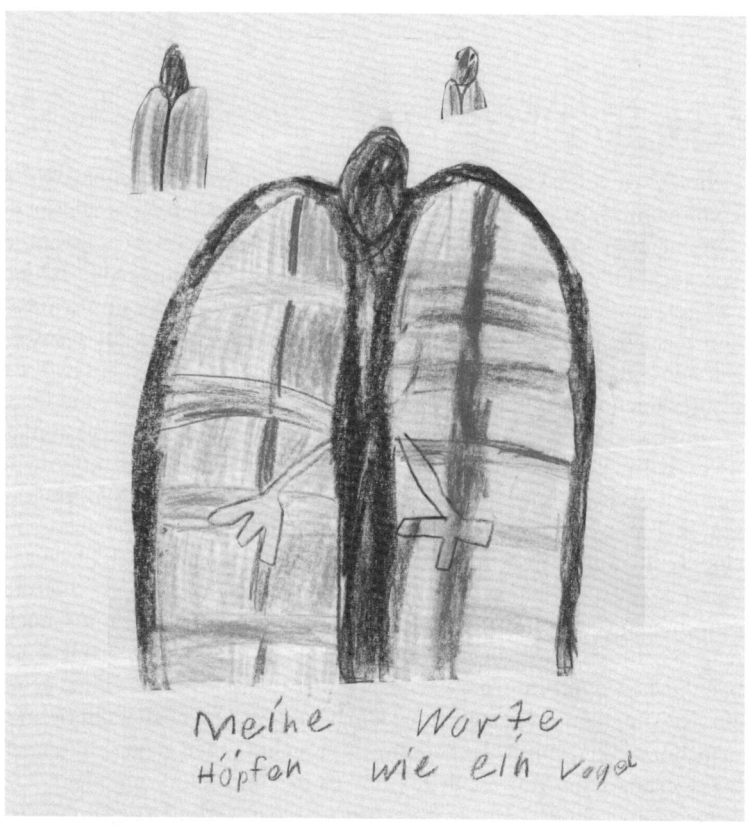

Fabian Trojanowski, 7 Jahre
Meine Worte hüpfen wie ein Vogel.

5. Besonderheiten der Sprachentwicklung

Gerade im Alter zwischen drei und fünf Jahren durchläuft ein Kind eine Vielzahl von komplexen Entwicklungsschritten in der Sprachentwicklung. Diese üben Druck auf die Anforderungen für die Sprechflüssigkeit aus:

• Die grammatischen Fähigkeiten entwickeln sich stürmisch, die Sätze werden immer länger und komplexer. Dadurch muss die Satzplanung im Kopf immer schneller ablaufen.

• Der Wortschatz des Kindes steigt explosionsartig an. Die Wörter müssen immer genauer und schneller aus dem Gedächtnis abgerufen werden.

• In der Aussprache werden immer längere und komplexere Wort- und Lautreihen verwendet, und das bei altersgemäß ansteigender Sprechgeschwindigkeit.

• Das Kind lernt die gesellschaftlichen Gesprächsregeln und ist gleichzeitig intensiv darum bemüht, sein Gegenüber zu verstehen. Dabei nimmt die Spontaneität ab, das Kind kontrolliert seine Äußerungen immer stärker.

Demgegenüber stehen einige Besonderheiten der Entwicklung, diese können Hürden für ein reibungsloses Sprechen darstellen:

• Die Schaltstellen und Nervenverbindungen im Gehirn, die für die Ausführung der Sprechbewegungen verantwortlich sind, sind noch vergleichsweise unreif.

• Die Koordination der über 100 Muskeln, die am Sprechen beteiligt sind, ist noch nicht störungsfrei eingespielt.

• Der Kehlkopf ist noch klein, die Stimmbänder sind kürzer und die Stimmlage ist höher als beim Erwachsenen.

• Die Lungen sind viel kleiner als beim Erwachsenen. Kinder müssen daher öfter einatmen und können weniger auf einem Ausatemstrom sprechen.

• Zudem steht das Kind in Konkurrenz zum Sprachvorbild des Erwachsenen, versucht an dessen Sprachvermögen und an dessen Sprechgeschwindigkeit heranzukommen.

Man kann es sich schon denken: Stolperstellen sind vorprogrammiert. In der Tat durchlaufen alle Kinder eine Phase von mehr oder weniger unflüssigem Sprechen. Diese Phase entwicklungsbedingter, normaler Sprechunflüssigkeiten kann sehr unterschiedlich ausfallen: sie kann einige Tage, Wochen oder Monate andauern, auffälliger oder unauffälliger sein und sogar phasenweise unterschiedlich stark auftreten. Sie ist mit ihren „Reparatur-" und Korrektur-Prozessen Ausdruck der altersgerechten sprachlichen Entwicklung. Das Merkmal normaler Sprechunflüssigkeiten ist, dass das Kind dabei keinerlei Sprechanstrengung zeigt. Je gelassener die Umgebung des Kindes auf diese völlig normalen sprachlichen Unvollkommenheiten reagiert, umso gelassener kann sich das Kind der Entfaltung seiner sprachlichen Fähigkeiten widmen.

Für diese normalen Sprechunflüssigkeiten (man nennt sie auch „funktionelle Unflüssigkeiten") kommen vielfältige Gründe in Frage. Diese sollen im Folgenden näher erläutert werden. Fachwissenschaftlerinnen siedeln sie zum einen im organisch-konstitutionellen Bereich und zum anderen im psycholinguistischen Bereich an.

Organisch-konstitutionelle Faktoren

Reifungstheorien besagen, dass Unflüssigkeiten durch eine Umstellung von Feedbacksystemen bedingt sind: Das Kind hat in der frühen Sprachentwicklung seine Produktion von Einzellauten über das Hören kontrolliert. Dies bedeutet, dass sich ein kleines Kind noch viel stärker als ein älteres oder ein Erwachsener beim Sprechen selbst zuhört, um zu kontrollieren, ob das Gesagte richtig klingt. Mit zunehmendem Alter stellt sich dieser Rückkopplungskreis auf eine andere Wahrnehmungsform um: auf das Berührungs- und Raumlageempfindungsvermögen der Sprechorgane. So braucht ein Kind sich nicht mehr selbst zuzuhören, um festzustellen, ob es die richtigen Laute benutzt hat. Es hat sozusagen die Ohren frei, um zu hören, was sein Gegenüber sagt und kann sich besser auf den Inhalt seiner eigenen Aussage konzentrieren. Hat sich diese Automatisierung des Sprechablaufs noch nicht komplett vollzogen, ergibt das Störimpulse für den laufenden Sprechvorgang.

Auch gibt es in der Sprachentwicklung Phasen, in denen sich unterschiedliche Kompetenzen in unterschiedlichem Tempo entwickeln. So lässt sich zuweilen bei Kindern beobachten, dass durch die rasante Entwicklung von Weltwissen und Wortschatz die Anforderungen an die Sprechmotorik enorm ansteigen. Wenn diese Anforderungen die momentanen sprechmotorischen Fähigkeiten übersteigen, kann sich das in vermehrt auftretenden Sprechunflüssigkeiten äußern. Siehe dazu auch das Anforderungen-Kapazitäten-Modell von Starkweather in diesem Kapitel.

Ein weiterer Faktor, der sich auf die Sprechflüssigkeit auswirken kann, ist hirnorganischer Art. Zunächst ist Sprache bei Kindern in beiden Hirnhälften repräsentiert. Im Lauf der Entwicklung verlagert sich die Verankerung von Sprache auf die dominante Hirnhälfte – bei den meisten Menschen die linke. Dieser für die Entwicklung notwendige Umbauprozess kann in der Umstellungsphase vorübergehend zu Koordinations- und Automatisierungsproblemen führen.

Psycholinguistische Faktoren

Die oben genannten Instabilitäten oder Verzögerungen stellen nur die körperliche Grundlage des Problems dar. Aber auch im sprachlichen Bereich können Ursachen für normale Sprechunflüssigkeiten liegen.

Bei zirka 25 Prozent aller unflüssig sprechenden Kinder lassen sich zusätzlich ein verlangsamter Spracherwerb oder Sprachentwicklungsverzögerungen feststellen. Die folgenden Sprachstörungen fallen unter die Bezeichnung „Sprachentwicklungsverzögerung":

• Wortschatzrückstand: das Kind ist in seiner Wortwahl noch nicht treffend genug, benutzt häufig Ersatzwörter, z.B. Stuhl statt Sessel, Löffel statt Gabel.

• Ausspracheschwierigkeiten (phonetisch-phonologische Störungen): das Kind lässt Laute weg oder ersetzt sie durch andere, z.B. Neemann statt Schneemann, Tinder statt Kinder, Ssehe statt Schere, grei statt drei.

• Grammatische Schwierigkeiten (morphologisch-syntaktische Störungen): das Kind bringt die Reihenfolge der Wörter im Satz durcheinander oder gibt den Wörtern noch nicht die richtige Form, z.B. „Auto sehe hat ich" statt „ich habe ein Auto gesehen".

Dabei können eine oder mehrere der genannten Schwierigkeiten zugleich zutreffen. Daneben gibt es weitere Sprachstörungen, die auch in Verbindung mit Stottern auftreten können, beispielsweise Poltern (ein Kind spricht überstürzt und verhaspelt sich häufig, lässt dabei auch Silben und Wortendungen aus – siehe Kapitel VII. „Stottern, Poltern oder beides?") und den eher selten auftretenden elektiven Mutismus (ein Kind spricht mit bestimmten Personen oder in bestimmten Situationen gar nicht).

Eine Sprachentwicklungsverzögerung kann die Sicherheit und Geschwindigkeit der Sprechplanung beeinträchtigen. Längst nicht alle Kinder, die eine Sprachentwicklungsverzögerung haben, entwickeln auffällige Unflüssigkeiten. Wenn allerdings Unflüssigkeiten zu verzeichnen sind, kann eine bestehende Sprachentwicklungsverzögerung ein zusätzliches Hemmnis für die Sprechplanung des Kindes bedeuten.

Genauso häufig kommt es dagegen auch vor, dass Kinder, die schon sehr früh eine gute und vollständige Sprachentwicklung durchlaufen haben, anfangen vermehrt unflüssig zu sprechen. Sie haben durch ihre weit fortgeschrittene Entwicklung schon ein recht hohes linguistisches Niveau erreicht, was aber an die noch nicht ausgereifte Kontrolle der Sprechmotorik sehr hohe Anforderungen stellt, zumal sich die Kinder am – unerreichbaren – Vorbild der Erwachsenen orientieren. Das führt vermehrt zu sprachlichen Korrekturen, die die Sprechflüssigkeit unterbrechen.

Gerade am Satzanfang lassen sich Unflüssigkeiten gehäuft beobachten. Wie im Abschnitt über den Sprechvorgang dargestellt wurde, erreichen gerade hier die sprechplanerischen Aktivitäten ihren Höhepunkt: Es besteht erst eine vage Idee von dem, was gesagt werden soll. Wortwahl, grammatischer Aufbau und die Aussprachereihenfolge sind noch nicht festgelegt, und solange dies noch im Kopf geschieht, wiederholt das Kind sein erstes Wort: „Ich - ich - ich - „. Vielleicht tut es dies, weil es schneller etwas sagen will als ihm seine Fähigkeiten momentan erlauben. Vielleicht möchte es auch im Gespräch am Ball bleiben, es soll ihm niemand in einer Denkpause das Wort abnehmen. Zeitdruck und Konkurrenz sind erschwerende Bedingungen für den Redefluss.

6. Auftreten von entwicklungsbedingten Sprechunflüssigkeiten

Sprechunflüssigkeiten gehören also zur normalen Sprachentwicklung dazu. Sie sind sogar ein notwendiger Schritt hin zur Perfektion der sprachlichen Fähigkeiten. Beginnt ein junges Kind etwas komplexere Sätze zu bauen und einen erweiterten Wortschatz zu verwenden, bewegt es sich noch auf unsicherem Boden. Es spricht noch vorsichtiger, kontrollierter, langsamer. Ist ein Kind etwas geübter im Umgang mit seinen neuen Fähigkeiten, setzt es sie öfter, produktiver, und immer schneller ein. Unflüssigkeiten treten dann auf, wenn die Sprechgeschwindigkeit die erst halbwegs automatisierten sprachlichen Fähigkeiten überholt.

Dr. Stephan Baumgartner, Psychologe und Sprachheilpädagoge an der Universität München, nennt Beispiele für normale, also funktionelle Unflüssigkeiten:

- Wiederholung von einsilbigen Wörtern
  Ich-Ich-Ich kann das schon

- Wiederholung von mehrsilbigen Wörtern
  Bienen-Bienen-die Bienen die tanzen

- Wiederholung von Satzteilen und kurzen Phrasen
  Ich will- Ich will ein Eis
  Wenn du morgen-wenn du morgen wegfährst

- Einschübe
  Ich gehe zum -äh- Kiosk
  Also mh - also ehm, also spielst du mit mir?

- Überarbeitungen
  Zwei Blo-Bei-Plattboote
  bei dem Schleft-äh-bei dem Slepplicht – lift
  sind die Eier in der Tüfkieltrue - der triefkultu - der tüfkültrue?
  Meine Mutter ist - wo ist meine Mama hingegangen?
  das gehört mich - mir
  die spielen Ball mit dem - mit der Nase

(Die Beispiele sind entnommen aus Baumgartner 1993, S. 71-72)

Kennzeichnend für entwicklungsbedingte normale Unflüssigkeiten ist, dass sie ohne Anzeichen von Spannung oder Anstrengung und mit normalem Stimm- und Atemfluss gesprochen werden.

Sprechunflüssigkeiten erleben: Die Sicht des Kindes

Die Feinkontrolle der Sprechkoordination arbeitet besonders bewusstseinsfern, halbautomatisch.

Deshalb erlebt das Kind die normalen Unflüssigkeiten weitgehend unbewusst und ist darüber auch nicht besonders überrascht oder verwundert. Es wiederholt praktisch halbautomatisch z.b. das erste Wort des Satzes so oft, bis es wie von selbst mit dem zweiten Wort weitergeht. Die andere Möglichkeit ist, dass das Kind mit normalen Sprechunflüssigkeiten innehält, seine Gedanken sortiert, den Satz umstellt und nochmals von Neuem beginnt.

Beim echten Stottern ist das anders. Dann entgleiten die Sprechbewegungsabläufe der kindlichen Kontrolle und dann geht auch die Fähigkeit verloren, unbewusst und automatisch damit fertig zu werden. Nun wird das Kind davon überrascht, dass es nicht mehr mühelos weitersprechen kann. Wenn das Kind immer häufiger auf diese Art und Weise aus dem Sprechfluss gerät, fängt es an, „hellhörig" zu werden und sein Sprechen zu beobachten. Auf den Verlust der Kontrolle reagiert es frustriert. Oft versucht es, die Unterbrechung der Flüssigkeit außerhalb seiner selbst zu verbildlichen: „Der böse Mund kann das Wort nicht sagen!"

Sprechunflüssigkeiten erleben: Die Sicht der Eltern

Wenn das Kind mit normalen Unflüssigkeiten spricht, sind Eltern selten ernsthaft beunruhigt. Viele Eltern spüren instinktiv: diese Unflüssigkeiten sind normaler Teil der kindlichen Sprachentwicklung.

Beim echten Stottern ist das anders: die Eltern spüren die Anstrengung, die mit dem Sprechen ihres Kindes verbunden ist, und das Gefühl des Kontrollverlustes, den Stottern mit sich bringt.

Manche Eltern reagieren mit Gelassenheit und vertrauen auf die eigenen Entwicklungskräfte ihres Kindes. Andere Eltern sind verunsichert und versuchen durch Ermahnungen, das Kind zu besserer Leistung anzuspornen und es dazu zu bringen, sein Sprechen stärker zu kontrollieren. Eventuell tun Schuldgefühle und Zukunftsängste ein Übriges. Unterschwellig werden in unserer Gesellschaft gerade auf sprachlichem Gebiet Anpassung an Sprachniveau und Sprechgeschwindigkeit der Erwachsenen erwartet.

Die Ermahnungen können einen verfestigenden Teufelskreis in Gang setzen: Das auffällige Sprechen löst Beunruhigung aus; die Beunruhigung bewirkt, dass das Kind ängstlicher sein Sprechen beobachtet und sich anstrengt, um über die Stottermomente hinwegzukommen; die Anstrengung aber bewirkt wiederum eine Verstärkung des Stotterns.

7. Rückkehr zur Sprechflüssigkeit

In der Sprachentwicklung lernt das Kind allmählich – allein oder mit Hilfe einer Stottertherapeutin – mit Stolperstellen im Redefluss umzugehen. Auch flüssig sprechende Kinder unterbrechen sich bei altersgemäßen Schwierigkeiten in Planung und Ausführung des Sprechens kurzfristig selbst, um sich zu korrigieren, sich klarer auszudrücken. Solche normalen Unflüssigkeiten und Korrekturunterbrechungen bei Kindern können im Bereich des Wortschatzes, der Grammatik oder der Aussprache angesiedelt sein.

Auch unsere angeblich flüssige Erwachsenensprache ist im Grunde erstaunlich unflüssig. Das kann man besonders gut bei nicht-professionellen Sprecherinnen in einer Fernsehdiskussion beobachten: Da passiert es oft, dass jemand seinen Satz abbricht und neu beginnt, dass der Satz mittendrin umformuliert oder dass Pausen mit Wörtern wie „also", „ich meine" und „äääh" gefüllt werden. Auch Wort- und Silbenwiederholungen treten häufiger auf: „Der-der-der - der Bu-Bundesminister ..." Dem Zuhörenden fällt dies jedoch selten auf, denn er hat im Kopf eine Art „Reparaturmechanismus". Unvollständigkeiten in der Aussage des Sprechenden werden in Gedanken ergänzt und die Wiederholungen und Pausenfüllwörter automatisch herausgefiltert.
Solche „Reparaturmechanismen" und „Filter" kann der Zuhörende auch bei normal unflüssig sprechenden Kindern gut anwenden. Die Reifung und Übung der am Sprechvorgang beteiligten Organe braucht eben seine Zeit, ebenso alle übrigen Lernvorgänge, aus denen die Sprachentwicklung besteht. In dieser Zeit mobilisiert das Kind seine Entwicklungsressourcen in Richtung auf mehr Sprechflüssigkeit. Es lernt, seine

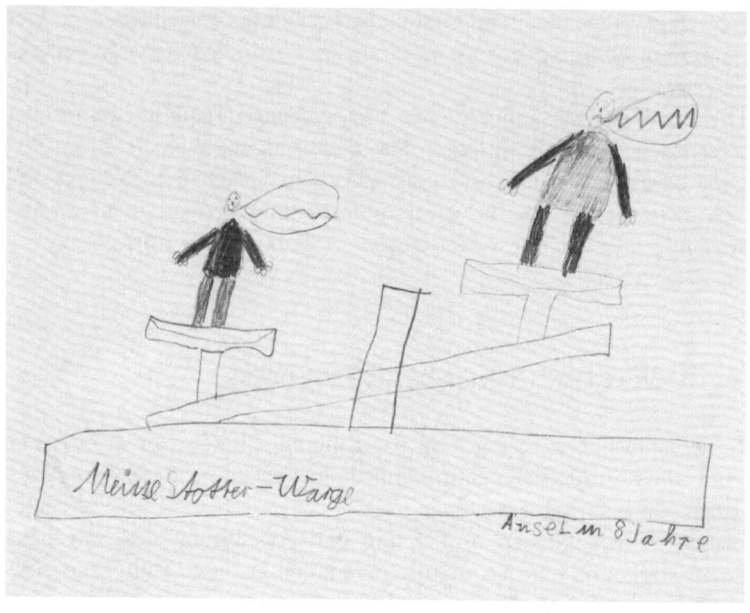

Anselm, 8 Jahre
Meine Stotter-Waage

altersgerechten Sprechunflüssigkeiten mit Sanftheit anzugehen. Dabei tut es gut, wenn es auf verständnisvolle Zuhörer vertrauen kann, die sprecherische Unvollkommenheiten wohlwollend überhören.

Darüber hinaus weisen Untersuchungen darauf hin, dass Kinder im Lauf der Zeit umso leichter zu normaler Sprechflüssigkeit zurückfinden können, je einfacher das Sprachvorbild ist. Denn eine langsamere Sprechgeschwindigkeit bei den Eltern birgt weniger Gefahr, dass Kinder ihre sprechmotorischen Fähigkeiten überfordern. Auch wenn Eltern einfachere statt komplexere Sätze bilden, tragen sie dazu bei, dass Kinder ihre eigenen Sprechplanungsfähigkeiten weniger unter Druck setzen. Eltern fühlen sich bei Sprechunflüssigkeiten ihrer Kinder oft recht hilflos. Allerdings können sie die Sprechflüssigkeit ihrer Kinder sehr wirksam dadurch unterstützen, dass sie selbst innere Ruhe und Gelassenheit ausstrahlen. Dies „färbt" sich gewissermaßen auf die Kinder ab und erleichtert ihnen die Sprechplanung ohne Druck.

Es ist bemerkenswert, dass sich flüssig sprechende Kinder gerade zu Beginn einer Äußerung, der Stelle wo sie am stärksten mit der Sprechplanung beschäftigt sind, sehr viel Zeit lassen. Man kann in ihrem Gesicht beobachten, wie sie überlegen, wie es in dem kleinen Kopf arbeitet. Wenn ein Erwachsener in diese Pause hinein schon wieder etwas Neues sagt, kann das den Denk- und Sprechplanungsprozess des Kindes durcheinanderbringen.

Die Taktik eines vierjährigen Jungen, seine Sprechplanungszeit im Gespräch mit seiner Mutter mit Hilfe von Einführungsfloskeln auszudehnen, habe ich einmal erlebt:

Kind: *„Mama?"*
Mutter: *„Hm-Hm"*
Kind: *„Du, Mama ..."*
Mutter: *„Ja?"*
Kind: *„Du, hör mal ..."*
Mutter: *„Was denn?"*
Kind: *„Mama, ich muss dir mal was sagen."*
Mutter: *„Ja, ich hör zu."*

Dabei nahm die Mutter ihren Sohn auf den Schoß, wandte ihm ihre ganze Aufmerksamkeit zu und hörte sich seine Geschichte über eine recht komplizierte Spielregel aus der Therapiestunde an.

Für flüssiges Sprechen muss ein ausgewogenes Verhältnis zwischen den Sprach- und Sprechfähigkeiten des Kindes einerseits und den Anforderungen an diese Sprach- und Sprechfertigkeiten andererseits herrschen.

Wo die Anforderungen aus der Umgebung und die Anforderungen, die das Kind an sich selbst stellt, seine momentanen Kapazitäten nicht übersteigen, sinkt das Maß an Anstrengung, den der Sprechvorgang erfordert. Damit wächst auch die Sprech- und Selbstsicherheit des Kindes in zunehmendem Maße an und die „Waage" ist im Gleichgewicht. Entwicklungsbedingte Unflüssigkeiten können so innerhalb der Sprachentwicklung einen normalen Verlauf nehmen, indem sie mit zunehmendem Alter immer eleganter eingesetzt werden, beginnendes Stottern bleibt in einem spannungsärmeren Bereich.

Das dieser Theorie von Starkweather zugrunde liegende Anforderungen-Kapazitäten-Modell (von Johannsen/Schulze anschaulich dargestellt) ist hier abgebildet.

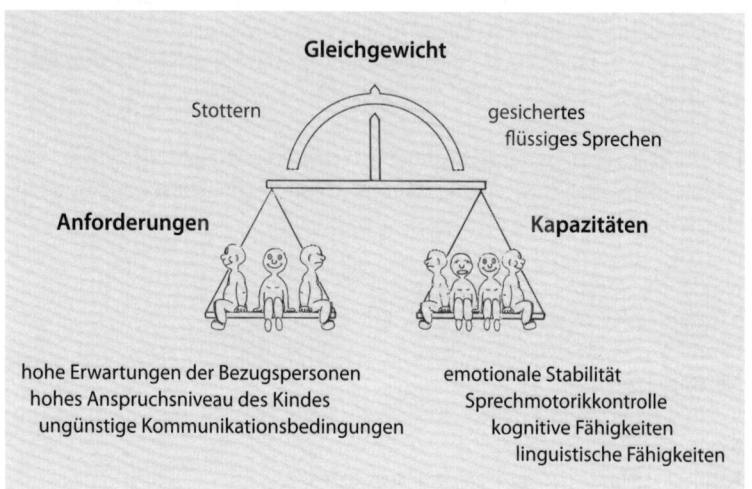

Gleichgewicht

Stottern — gesichertes flüssiges Sprechen

Anforderungen — **Kapazitäten**

hohe Erwartungen der Bezugspersonen
hohes Anspruchsniveau des Kindes
ungünstige Kommunikationsbedingungen

emotionale Stabilität
Sprechmotorikkontrolle
kognitive Fähigkeiten
linguistische Fähigkeiten

Johannsen/Schulze, Werksstattbericht, Ulm 1993

Alle Eltern erleben, dass ihr Kind während seiner Sprachentwicklung phasenweise unflüssig spricht. Im nächsten Kapitel wird beschrieben, wie ein Kind spricht, wenn es sich um echtes Stottern handelt. Diese nun folgende Beschreibung kann den Eltern helfen zu entscheiden, wann Fachleute zu Rate gezogen werden sollten.
Prinzipiell möchten wir Ihnen nahe legen:
Wenn das Sprechen Ihres Kindes Sie unsicher, hilflos und besorgt macht, dann holen Sie sich Hilfe und Beratung.
Adressen finden Sie auf den letzten Seiten.

Bettina Scheidegger ist Dipl.-Pädagogin (Sprachtherapeutin). Sie arbeitet seit 1987 als Sprachtherapeutin. Schwerpunkt ihrer Arbeit ist die Therapie mit Stotternden, insbesondere mit stotternden Vorschulkindern. Seit 1994 hält sie in Zusammenarbeit mit der Bundesvereinigung Stotterer-Selbsthilfe e.V. Vorträge und Fortbildungen zur Therapie bei stotternden Vorschulkindern und seit 2004 Elternseminare für Eltern stotternder Kinder.

Angelika Schindler

1. Was ist Stottern?

Stottern ist eine unfreiwillige **Unterbrechung im Redefluss**, die sich äußern kann in:

- Wiederholungen von Teilen eines Wortes:
  i-i-i-ch oder Wa-wa-wa-wasser
  und/oder
- Dehnungen: mmmmmanchmal
  und/oder
- Blockaden vor oder während des Sprechens:
  -----Apfel oder Kar-----toffel

Bei diesen Formen der Unterbrechung spricht man von primären Symptomen oder auch **Grundsymptomen**. Diese Redeflussstörungen können begleitet sein von anderen Verhaltensweisen wie z.B.:

- Mitbewegungen im Kopfbereich (z.B. Augenblinzeln, Lippenpressen, Grimassieren) oder anderen Körperteilen (Fäuste ballen, Fuß aufstampfen etc.)
- Wiederholung von Satzteilen im Sinne eines Neuversuchs, die dem blockierten Wort vorausgehen: „Ich habe heute im ---K – ich habe heute im Kindergarten ..."
- Inhaltsleere Floskeln zu Redebeginn quasi als Starter, um in den Redefluss zu kommen: „Also was ich sagen möchte ist,..."
- Füllwörter oder Laute innerhalb eines Satzes oder gar mitten im Wort: „Ich – ehm – suche meine Jacke."

Möglicherweise bricht das Kind häufiger als andere Kinder mitten im Satz ab, stellt ihn um oder setzt ein anderes Wort ein. Teilweise gehört dieses Phänomen zum Spracherwerb dazu (siehe unten und Kapitel I. „Sprachentwicklung"). Beim Stottern wird es jedoch mehr oder weniger bewusst eingesetzt, um den als schwierig erlebten Sprechlauten aus dem

Wege zu gehen: „Heute möchte ich gerne Sch-(Spaghetti) Nudeln essen." Vielleicht lehnt es auch bestimmte Situationen ab, in denen viel gesprochen und damit möglicherweise auch gestottert wird: „Kaufladen spielen find ich blöd, ich geh lieber auf den Bauteppich."

Solche Auffälligkeiten stellen bereits Reaktionen auf die Grundsymptomatik des Stotterns dar, deshalb sprechen wir von Sekundärsymptomatik oder auch **Begleitsymptomatik.** Sie zeugen davon, dass die betreffende Person mit Kraft und Anstrengung die Sprechunflüssigkeiten zu überwinden oder durch verschiedene Verhaltensweisen das Auftreten des Stotterns zu vermeiden versucht. Man spricht in dem Zusammenhang auch von misslungenen Selbsthilfeversuchen. Häufig entwickeln sich rund ums Stottern Gefühle mit negativer Färbung. Sie können entstehen aufgrund des Kontrollverlusts beim Sprechen und in Abhängigkeit von den Reaktionen der Umwelt auf das Stottern. Solche Gefühle wie Scham, Angst, Enttäuschung über misslungene Sprechflüssigkeit haben vielfältige Auswirkungen z.b. auf die Sprechfreude, aber auch auf den Krafteinsatz beim Sprechen.

Minderung der Sprechfreude: Das Kind zeigt vielleicht eher auf Gegenstände, als sie zu benennen, oder es lässt gerne andere, vielleicht die Geschwister, für sich sprechen. Es hält sich sprachlich zurück, selbst wenn es eigentlich etwas mitteilen möchte.

Erhöhte Anstrengungsreaktionen auf die Sprechunflüssigkeit: Die körperliche Anspannung während eines Stotterereignisses ist deutlich sichtbar, z.B. an Verspannungen im Halsbereich, oder hörbar durch gepresstes Sprechen.

Jeder entwickelt sein individuelles Set von Grundsymptomen und begleitenden Verhaltensweisen, also Begleitsymptomen, so dass sich das Stottern und die daraus resultierenden Probleme des einen stark von denen eines anderen unterscheiden können. Alles in allem kann Stottern zu einer Einschränkung des Kommunikations- und Sozialverhaltens führen.

2. Wann spricht man von Stottern?

Man spricht von Stottern, wenn bei mindestens drei Prozent von 100 gesprochenen Silben stottertypische Sprechunflüssigkeiten (siehe oben) zu beobachten sind. Man schätzt, dass zirka vier bis fünf Prozent aller Kinder stottern.

Abgrenzen muss man Stottern von den in Kapitel I. „Sprachentwicklung" beschriebenen normalen Unflüssigkeiten, die in der normalen Sprachentwicklung aller Kinder auftreten. Sie können unter anderem entstehen durch:

    a. Pausen zwischen den Wörtern,
    b. spannungsarmen Wiederholungen ganzer Wörter,
    c. Umstellungen der Wörter im Satz.

Sie hängen zusammen mit den reduzierten oder auch zunehmenden Fertigkeiten der Kinder, ihre Erlebnisse, Erfahrungen und Wünsche sprachlich auszudrücken und der sich erst entwickelnden Routine, mit der sie dies umsetzen können. Dabei entstehen (Nachdenk-)Pausen, Umstellungen und Korrekturen. Dies wirkt auf den Zuhörenden unflüssig.

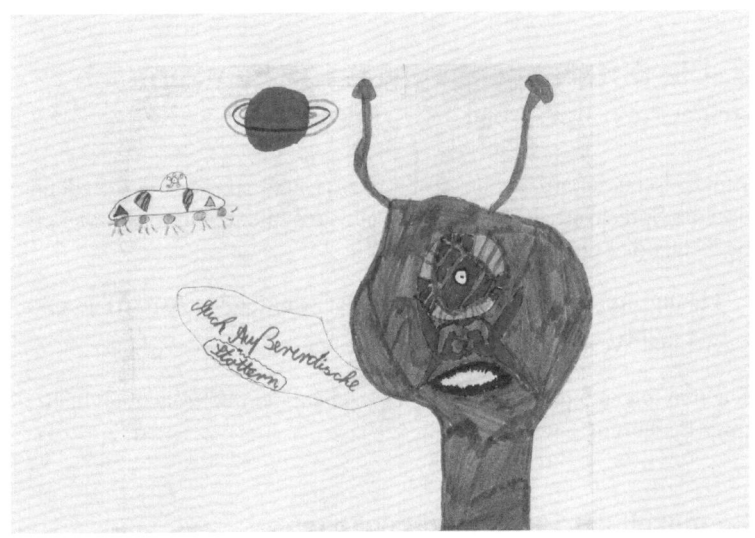

Benedikt Hai, 8 Jahre
Auch Ausserirdische stottern. Soweit ich denken kann, habe ich immer gestottert. Beim Stottern verspanne ich mich und das finde ich nicht gut.

Streng genommen haben diese jedoch nichts mit den stotterspezifischen Symptomen zu tun. Viele Fachleute haben nämlich unabhängig voneinander und übereinstimmend festgestellt, dass die Art und Weise sowie die Häufigkeit von stottertypischen Sprechunflüssigkeiten sich von diesen so genannten entwicklungsbedingten Redeunflüssigkeiten unterscheiden, die sich nach wenigen Wochen bzw. Monaten wieder von alleine verlieren.

Problematisch ist, dass
a) sie leicht verwechselt werden, z.B. mit den kindlichen Reaktionsweisen auf ihr primäres Stottern,
b) beide Formen häufig ohne nähere Betrachtung undifferenziert in einen Topf geworfen werden und jegliche Unflüssigkeiten im Kindesalter als „entwicklungsbedingt" interpretiert werden. Früher sprach man gar von „entwicklungsbedingtem Stottern".

Dies kann zu einer Fehleinschätzung der als notwendig erachteten therapeutischen Maßnahmen und Verhaltensweisen führen.

3. Die Differentialdiagnose: Woran kann ich erkennen, ob mein Kind stottert?

Zur Entscheidung dieser Frage betrachtet man zunächst den Redefluss und das Sprechverhalten des Kindes genauer. Hier teilen wir in zwei grobe Kategorien ein:

- Häufigkeit der Sprechunflüssigkeiten (quantitativer Aspekt) und
- Art und Weise der Sprechunflüssigkeiten (qualitativer Aspekt).

Die nun folgenden Punkte können nach heutigem Wissensstand nicht in ihrer Bedeutung gewichtet werden.

Häufigkeit der Sprechunflüssigkeiten

Wir haben weiter oben gesagt, dass mindestens drei Prozent der kindlichen Rede stotterspezifische Symptome aufweisen muss, bevor man von Stottern spricht.

Sie werden möglicherweise festgestellt haben, dass Ihr Kind nicht in allen Situationen gleich viel stottert. Manche Therapeutinnen sehen sich unterschiedliche Sprechproben genauer an. Monolog, Dialog, Beobachtung während des Spiels, Nacherzählung, Nachsprechen, Bildbeschreiben, bei älteren Kindern auch Lesen.

Einige Fachleute berücksichtigen bei der Differentialdiagnose neben anderen Kriterien, dass die Anzahl der Symptome höher sein darf, wenn lediglich eine Sprechsituation betroffen ist. Die Summe der Sprechunflüssigkeiten sollte dagegen niedriger sein, wenn sie in nahezu allen Situationen auftreten.

Nun zählt für gewöhnlich niemand aus dem privaten Umfeld des Kindes während einer Unterhaltung die Anzahl der einzelnen Worte oder Silben. Selbst wenn Unflüssigkeiten auftreten, schätzen die Personen in der näheren Umgebung des Kindes die Menge der Stotterereignisse „über den Daumen gepeilt".
Bedenken Sie bitte, dass dabei das Ausmaß der Beunruhigung zu Fehleinschätzungen führen kann. Die Sorge um das unflüssig sprechende Kind und die Einstellung zum Stottern lassen die Symptome manchmal stärker erscheinen, als sie es tatsächlich sind.

Sollten Sie verunsichert und besorgt sein, suchen Sie eine Stottertherapeutin auf und lassen Sie sich persönlich beraten.

Art und Weise der Sprechunflüssigkeiten

Während der Wiederholungen und Dehnungen können qualitative Veränderungen auftreten:

* Stimmliche: kratzig oder heiser wirkende Stimme, gepresstes Sprechen

* Lautliche: so genannter Schwa-Laut = „Wo ist mein Be Be Be Bilderbuch?"

* Anstieg der Lautstärke

* Anstieg der Tonhöhe

* Veränderungen im Zusammenspiel von Sprechen und Atmen: Vielleicht haben Sie schon einmal bemerkt, dass Ihr Kind ganz außer

Atem ist, nachdem es Ihnen etwas erzählt hat, oder Sie stellen fest, dass es vor dem Sprechbeginn ausatmet, um dann auf dem letzten Rest Luft zu sprechen.

* Dehnungen länger als eine Sekunde:
  „Mmmmeine Freundin heißt Sssssabrina!"
* Plötzlicher Abbruch von Dehnungen:
  „Mmmm anchmal spiele ich mit Andrea."
* Blockaden (mit mehr oder weniger stark wahrnehmbaren Anspannungen):
  „------------- Ich möchte K--------kakao trinken!"
  Sie können vor oder während des Sprechens auftreten. Sie unterscheiden sich von stillen Pausen zur Sprachplanung.

Diese Veränderungen werden als Zeichen der Anstrengung betrachtet und gehören schon in den Bereich der Begleitsymptomatik. Sie können entstehen mit dem Versuch des Kindes, sein Stottern zu überwinden. Diese Anzeichen werden von Fachleuten als Warnsignale verstanden, weil sie eine Verstärkung der Grundsymptome darstellen und demzufolge sich eine chronische Entwicklung abzeichnet.

Motorische und psychosoziale Reaktionen auf das Stottern

Zusätzlich zum Sprechflüssigkeitsverhalten werden noch weitere Aspekte in Betracht gezogen, die sich häufig als Reaktion auf das Stottern und die Umweltbedingungen einstellen. Sie sind zwar nicht entscheidend für die Frage, ob ein Kind stottert. Wohl aber orientierend für die Frage, ob es bei der Bewältigung des Stotterns eine Therapie benötigt oder ob es möglicherweise spontan zum flüssigen Sprechen kommt.

Der erste Aspekt: Mitbewegungen

Als Mitbewegung bezeichnet man die Bewegungen, die (unbewusst) im Dienste der Überwindung der Stottersymptome stehen. Für die eigentliche Sprechbewegung werden sie nicht benötigt. Sie unterscheiden sich von der Körpersprache (Mimik und Gestik), die das Sprechen begleitet. Sie sind weder vom Inhalt noch vom Bewegungsablauf her unmittelbar am Sprechen beteiligt.

Jeder entwickelt seine eigenen Tricks: Augenblinzeln, rhythmisches

Kopfnicken, mit der Hand einen Takt geben, mit der Zunge schnalzen, mit dem Fuß aufstampfen, die Fäuste ballen etc. Irgendwann haben diese Mitbewegungen Ihrem Kind vielleicht einmal geholfen, über eine Unflüssigkeit hinwegzukommen. Im Laufe der Zeit verselbständigen sich diese „Tricks", werden nutzlos und können auffälliger sein als die eigentliche Sprechunflüssigkeit. Zeigt Ihr Kind eine von diesen Mitbewegungen? Oder hat es andere Begleitsymptome entwickelt (s.o.)?

Der zweite Aspekt: Gefühle und Einstellungen des Kindes

Im Laufe der Zeit sammelt Ihr Kind immer mehr Erfahrungen mit seinen Sprechunflüssigkeiten und den Reaktionen anderer darauf. Stottern kann allmählich seinen zunächst neutralen Wert für das Kind verlieren. Möglicherweise haben andere Kinder es ausgelacht, oder Erwachsene haben es ungewollt unter Druck gesetzt. Dies kann entstehen, wenn das Kind beispielsweise von seinen Gesprächspartnerinnen ständig unterbrochen wird, sobald es stottert, und diese womöglich für das Kind den Satz vollenden. Sicherlich, manchmal scheint dies dem Kind eine gewisse Entlastung zu bieten. Und vielleicht stellt man bei genauerer Betrachtung des Gesprächsverhaltens zwischen Nicht-Stotternden ähnliche Phänomene fest. Wird diese Strategie jedoch häufig angewandt, wächst beim Kind der Eindruck der eigenen Unzulänglichkeit, und vielleicht leidet sein Selbstvertrauen.

Möglicherweise vergleicht Ihr Kind sich mit einem Geschwisterkind, dem alles viel leichter gelingt. Die Ansprüche an sich selbst wachsen. Die Anforderungen, die es an sich stellt, können jedoch unangemessen in Relation zu seinen eigenen Fähigkeiten sein.

Auf diese Weise können sich in der Lerngeschichte des Kindes Gefühle wie Angst vor dem Stottern einstellen, Scham und Enttäuschung oder Wut und Ärger, wenn es „wieder mal passiert ist".

Woran kann man solche Gefühle erkennen?

- Stellen Sie bei Ihrem Kind vegetative Reaktionen wie Erröten, Schweißausbrüche, allgemeine Nervosität bei Sprechaufgaben fest?
- Wendet Ihr Kind den Blick ab, wenn es stottert?
- Verspannt es sich am ganzen Körper während des Stotterns, so dass Mimik und Gestik starr wirken?
- Vermeidet Ihr Kind häufiger Situationen, in denen es sprechen soll?

- Bricht Ihr Kind mitten im Wort ab, oder wird sein Sprechen „nuschelig", damit niemand sein Stottern entdeckt?

- Stellt es einen Satz mehrmals um, sobald es meint, stottern zu müssen, so dass Sie Schwierigkeiten haben, die Aussage zu verstehen?

- Wenn Sie nachfragen, winkt es dann ab, vielleicht mit den Worten „Ach lass, ist doch egal."?

- Versucht Ihr Kind häufiger, sich nicht-sprachlich zu verständigen (zeigen, Sie zum Gegenstand hinführen, andere für es sprechen lassen etc.)?

- Versteckt Ihr Kind seinen Mund hinter der Hand während des Sprechens?

- Schlägt es sich auf den Mund nach einem Stottersymptom, möglicherweise begleitet von den Worten „Mann, du dummer Mund, sprich doch richtig!"?

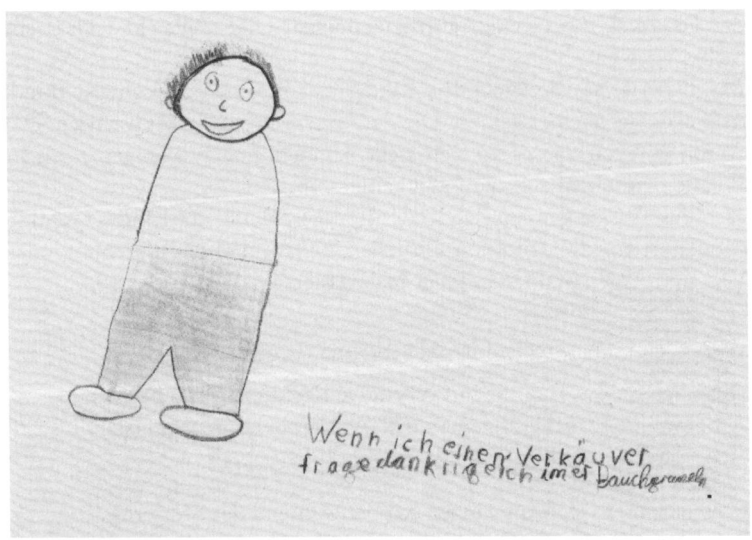

Andreas Bornemann, 11 Jahre
Wenn ich einen Verkäufer frage, dann kriege ich immer Bauchgrummeln.

Der dritte Aspekt: Gefühle und Einstellungen der Umwelt

Wir haben zwar zu Beginn betont, dass die einzelnen Faktoren nicht nach ihrer Gewichtigkeit zur Entscheidungsfindung beitragen, ob Stottern vorliegt. Im Hinblick auf die Rückbildung des Stotterns kann man sagen, je mehr Anstrengungsreaktionen beim Sprechen, Mitbewegungen und negative Gefühle sich um das Stottern herum bilden, umso komplizierter wird es. Manche Fachleute sprechen von Barrieren, die eine spontane Rückbildung des Stotterns behindern und einen chronischen Verlauf wahrscheinlicher machen. Solche Barrieren entstehen oftmals erst aus der Reaktion des Kindes auf sein Stottern und durch negative Einstellungen und Reaktionen der Umwelt. Sie können den Umgang des Kindes mit seinem Stottern beeinflussen. Wenn andere dem Kind trotz seiner Sprechunflüssigkeiten gelassen zuhören können, ist die Chance größer, dass es keine Schamgefühle entwickelt.

Aus diesem Grund werden Sie als Eltern von den Therapeutinnen hinsichtlich Ihrer Reaktionen auf das Stottern Ihres Kindes befragt. Natürlich spielt die Umgangsform anderer ebenfalls eine Rolle. Sie als Eltern sind jedoch, zumindest in den ersten Jahren, für das Kind die wichtigsten Bezugspersonen und haben damit einen größeren Einfluss auf seine Persönlichkeitsentwicklung.

Wie Sie sicherer werden im Umgang mit Ihrem Kind und wie Sie ihm optimale Unterstützung bieten, das ist Thema im Kapitel IV. „Eltern".

Die Bedingungen für die Entwicklung von Barrieren, die die Rückbildung des Stotterns erschweren, hat man eine Zeit lang hauptsächlich in dem soeben beschriebenen psychosozialen Bereich vermutet. Die derzeitige Forschung macht weitere Barrieren wahrscheinlich, die aus einer besonders hohen Beteiligung von physiologischen, also körperlichen Einflussfaktoren bestehen. Solche physiologischen Faktoren können in Entwicklungsbereichen wie Bewegung, Wahrnehmung und Sprache Auswirkungen zeigen.

Sehen wir uns nun noch einmal die charakteristischen Merkmale an, die uns als grobe Richtwerte dienen, wenn wir uns fragen, ob ein Kind stottert.

4. Checkliste: Stottert mein Kind?

Zur ersten Orientierung genügen einige herausstechende Hinweise. Die markantesten und von den meisten Fachleuten genannten, fassen wir nun in Form einer Checkliste zusammen:

Anzeichen für entwicklungsbedingte Sprechunflüssigkeiten

• Spannungsarme Wiederholungen meist ganzer Wörter

• Stille Pausen vor oder während des Sprechens zur Satzplanung

• Satzumstellungen/Neuanfänge

Ansonsten keinerlei stotterspezifische Unflüssigkeiten! Solche beobachtbaren Unflüssigkeiten treten nur vorübergehend in der kindlichen Sprachentwicklung auf. Wenn beim Kind keine andere umschriebene Sprachentwicklungsstörung vorliegt, sollten diese nicht länger als 6 Monate andauern.

Anzeichen für Stottern

• drei Prozent von 100 Silben stotterspezifische Unflüssigkeiten in der kindlichen Rede in verschiedenen Sprechsituationen:
  - Wiederholungen von Teilen eines Wortes
  - Dehnungen von einer Sekunde und länger
  - Blockaden

Weiterhin können auftreten:

• Mitbewegungen: z.B. Augenblinzeln, Fäuste ballen, mit dem Fuß stampfen

• Emotionale Beeinträchtigungen als Reaktion auf Stottern: Angst, Wut, Enttäuschung, Scham (Blickkontaktabbruch)

• Soziales Rückzugsverhalten: Vermeiden von Sprechsituationen

• Sprachliches Vermeidungsverhalten: Verbergen von Stottersymptomen durch Umstellen von Sätzen, Nuscheln, Mund mit einer Hand abdecken

5. Stottern – und nun?

Bislang standen drei große Bereiche im Mittelpunkt: Das Sprechunflüssigkeitsverhalten als Grundsymptom sowie die Mitbewegungen und die Gefühle/Einstellungen des Kindes als Begleitsymptome. Für eine einigermaßen zuverlässige Vorhersage (Prognose), ob Stottern einen chronischen Verlauf nimmt und gegebenenfalls auch sehr früh fachliche Unterstützung notwendig ist, sind zusätzlich folgende Kriterien aussagekräftig:

- Gibt es in Ihrer Verwandtschaft mehrere stotternde Menschen?
- Hat Ihr Kind in anderen sprachlichen Bereichen Störungen?
- Sind in weiteren Entwicklungsbereichen Verzögerungen bzw. Störungen festgestellt worden?
- Spielt das Stottern Ihres Kindes eine große Rolle in Ihrem Familienleben?

Aufgrund welcher Bedingungen Stottern entsteht, ausgelöst und aufrechterhalten wird, steht im Mittelpunkt des folgenden Kapitels. Doch soviel sei jetzt schon angedeutet: Die Zeiten, in denen man im Elternverhalten die Ursache für das Stottern sah, sind vorbei. Therapeutische Maßnahmen müssen auf den Einzelfall zugeschnitten sein. Diagnostik muss aus diesem Grund immer mehrdimensional angelegt sein.

Angelika Schindler ist zertifizierte Stottertherapeutin ivs (akademische Sprach- und LRS-Therapeutin dbs). Schon während ihres Studiums in Köln und viele Jahre darüber hinaus engagierte sie sich in der Stotterer-Selbsthilfe auf Stadt- und Bundesebene. Sie war fünf Jahre als wissenschaftliche Mitarbeiterin am Seminar für Heilpädagogische Psychologie der Sprachbehinderten der Universität zu Köln und parallel dazu sprachtherapeutisch tätig. Seit 1995 ist sie hauptberuflich sprachtherapeutisch tätig, seit dem Jahr 2000 in eigener Praxis in Kamp-Lintfort. Sie veröffentlichte Ratgeber, vorwiegend zum Thema Stottern. Fort- und Weiterbildungsangebote zu verschiedenen sprachtherapeutischen Themen ergänzen ihr Tätigkeitsspektrum (www.sprachtherapie-schindler.de).

Kerstin Weikert

1. Einleitung

Gerät ein Kind beim Sprechen sehr häufig ins Stocken, spricht es oft unflüssig oder steht gar schon die Diagnose Stottern im Raum, so machen sich Eltern, Großeltern und die anderen Bezugspersonen Sorgen und Gedanken wegen der auffallenden Sprechweise. Fragen wie die folgenden gehen ihnen durch den Kopf:

- Warum spricht mein Kind so?
- Haben wir etwas falsch gemacht?
- Hören die Sprechunflüssigkeiten wieder auf?
- Was können wir tun?
- Spricht unser Kind jetzt immer so?

Meist gibt es mehr Fragen als Antworten. Das stotternde Sprechen erzeugt bei den Eltern einerseits Gefühle von Hilflosigkeit und andererseits den Wunsch nach schneller und kompetenter Hilfe. Dabei stellen sich viele der gutgemeinten Ratschläge aus der nächsten Umgebung als gar nicht hilfreich heraus. Sie verwirren die Eltern, weil sie feststellen müssen, dass sich die Sprechunflüssigkeiten nicht so einfach beeinflussen lassen, wie man es sich wünschen würde. Auch die Ratsuche bei Fachleuten bringt nicht immer direkt die gewünschte Klarheit. Die meisten Eltern leiden mit ihren Kindern mit und machen sich sorgenvolle Gedanken um deren Zukunft. Viele dieser Sorgen sind zu einem großen Teil durch die Vorurteile, die über das Stottern kursieren, geprägt. Auf diese wird am Ende des Textes ausführlicher eingegangen. Zunächst sollen die Entstehungsbedingungen und der Entwicklungsverlauf dargestellt werden, damit Eltern die möglichen Probleme besser einschätzen lernen.

2. Entstehungsbedingungen

Der Beginn des Stotterns fällt charakteristischerweise in die Phase der kindlichen Sprachentwicklung. Die betroffenen Kinder bleiben bei Lauten und Wörtern hängen, setzen neu an, wiederholen einzelne Laute und versuchen, oftmals mit Kraft und Anstrengung, die „Hindernisse" beim Sprechen zu überwinden (siehe Kapitel II. „Stottern"). So wie jedes Kind auf seine individuelle Art und Weise spricht, ist auch die Art und Weise des Stotterns bei jedem Kind anders ausgeprägt. Die Stottersymptomatik kann sich deshalb bei jedem betroffenen Kind etwas anders äußern. Eltern, Verwandte, Erzieherinnen und andere Bezugspersonen nehmen hauptsächlich wahr, dass es dem Kind nicht immer gelingt, „flüssig" zu sprechen. Oder im Extremfall sich immer weniger sprachlich äußert.

Bei Kindern treten während der Sprachentwicklung Phasen unflüssigen Sprechens auf. Sie sind Teil des Entwicklungsverlaufs und verlieren sich meistens nach einiger Zeit wieder. Nur in wenigen Fällen handelt es sich bei diesen Sprechunflüssigkeiten tatsächlich um die Sprechstörung Stottern (siehe Kapitel I. „Sprachentwicklung" und II. „Stottern").

Machen Eltern sich begründete Sorgen darüber, dass die Sprechunflüssigkeiten ihres Kindes länger, häufiger und ausgeprägter auftreten als bei anderen Kindern, die sie kennen, sollten sie fachkundige Hilfe (bei akademischen Sprachtherapeutinnen oder Logopädinnen) aufsuchen und sich beraten lassen. Bei dieser Beratung sollten folgende Fragen besprochen werden:

• Liegen bei dem betreffenden Kind entwicklungsbedingte
  Sprechunflüssigkeiten vor oder handelt es sich um
  beginnendes Stottern?

• Für den Fall, dass sich Hinweise auf beginnendes Stottern
  ergeben, sollte überlegt werden, welche therapeutischen
  Maßnahmen in diesem Einzelfall sinnvoll und wichtig sind.

Nicht immer kann eindeutig festgestellt werden, um welche Form der Unflüssigkeiten es sich handelt. Dies kann zum einen daran liegen, dass die Sprachentwicklung des betreffenden Kindes noch nicht abgeschlossen ist und aus diesem Grund gewisse Schwierigkeiten in der Sprachentwicklung auftreten. Zum anderen ist das Stottern in einem sehr frühen Stadium noch nicht voll ausgeprägt und ähnelt den entwicklungsbedingten Sprechunflüssigkeiten. In diesen Fällen sollten weitere Beratungstermine im Abstand von einigen Wochen oder Monaten vereinbart werden, bei denen die Eltern – wenn es nötig erscheint – ihr Kind nochmals vorstellen können.

Nur die wenigsten Kinder, zirka vier bis fünf Prozent, zeigen tatsächlich Stottersymptome während der Sprachentwicklung. Von diesen verlieren die meisten, zirka 75 bis 80 Prozent, die Symptome bis zum jungen Erwachsenenalter wieder. Man schätzt, dass zirka ein Prozent der erwachsenen Bevölkerung in irgendeiner Weise vom Stottern betroffen ist. Nach heutigem Kenntnisstand wird davon ausgegangen, dass verschiedene Faktorenbündel (physiologische = körperliche, linguistische = sprachliche und psychologische = seelische) an der Entstehung und Entwicklung des Stotterns beteiligt sind. Viele Forschungsergebnisse deuten darauf

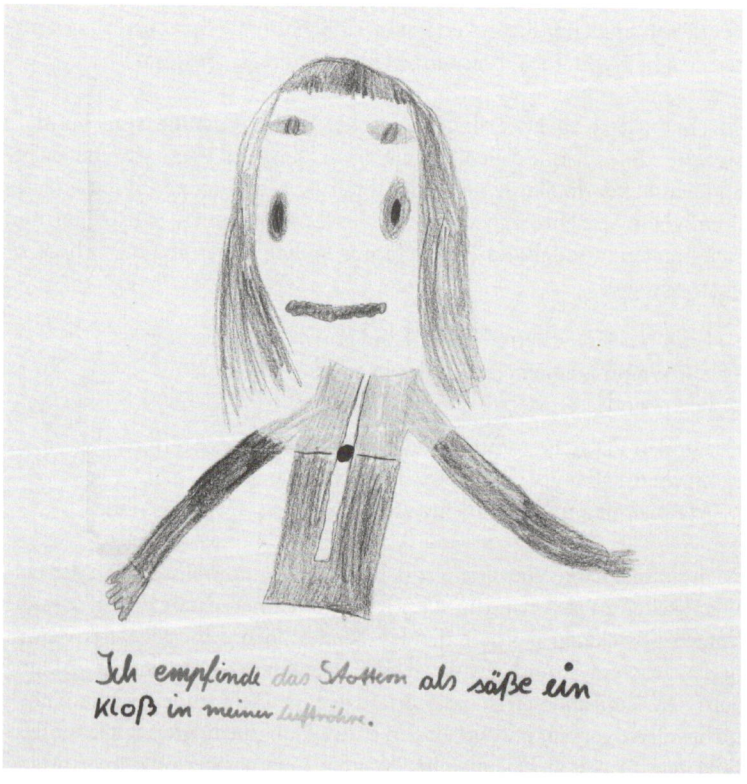

Stefanie Meister, 10 Jahre
Ich empfinde das Stottern als säße ein Kloß in meiner Luftröhre.

hin, dass dem Stottern als Basis eine neurophysiologische Störung zugrunde liegt. Gemeint ist damit, dass Stottern im Kern eine auf körperlicher Basis angelegte Funktionsstörung ist, die sich in den stottertypischen Sprechunflüssigkeiten äußert. Vermutlich kommt es bei dem komplizierten und sehr feinen Zusammenspiel der verschiedenen, am Sprechvorgang beteiligten Funktionen und Subsysteme zu Unterbrechungen und Störungen. Diese wirken sich dann negativ auf den flüssigen Ablauf des Sprechens aus. Worin diese Funktionsstörung letztendlich besteht, konnte, trotz moderner Untersuchungsmethoden, noch nicht geklärt werden.

Warum sind einige Kinder von dieser Funktionsstörung betroffen und andere nicht?

Als Basis hierfür kann eine Disposition (Anlagebedingung) angenommen werden. Diese Disposition ist eine notwendige Voraussetzung dafür, dass Stottern auftritt. Es besteht sozusagen im sprachlichen System des Kindes eine erhöhte Bereitschaft, Stottersymptome auszubilden. Diese können, müssen aber nicht auftreten. Stottern tritt in vielen Fällen familiär gehäuft auf, zudem sind eindeutig mehr Personen männlichen als weiblichen Geschlechts vom Stottern betroffen. Dies deutet darauf hin, dass ein Vererbungsfaktor eine Rolle spielt. Möglicherweise sind auch Umwelteinflüsse, die vor, während oder nach der Geburt auf ein Kind einwirken, von Bedeutung.

Nicht genau geklärt ist, in welchem Verhältnis Anlage- und Umweltfaktoren zueinander stehen bzw. inwieweit sie sich gegenseitig beeinflussen.

Ein Teil der Kinder, die Stottersymptome zeigen, haben neben dem Stottern noch andere Entwicklungsprobleme. Am häufigsten treten Probleme in der Sprachentwicklung wie Aussprachestörungen, Probleme in der Mundmotorik und der auditiven Wahrnehmungsverarbeitung oder Wortschatzprobleme auf (siehe Kapitel I. „Sprachentwicklung" und II. „Stottern"). Dies ist ein Hinweis darauf, dass das Stottern durch Reifungsprozesse beeinflusst wird. So sind beispielsweise eine mühelose Aussprache, eine gut funktionierende Mundmotorik und ein ausreichender Wortschatz wichtige Voraussetzungen für eine flüssige Sprechweise. Denn diese entwickelt sich erst im Laufe der kindlichen Sprachentwicklung. Sind diese Probleme überwunden, verliert sich auch in vielen Fällen das Stottern.

Die meisten Eltern haben Schuld- und Schamgefühle wegen des Stotterns ihrer Kinder und suchen in ihrem eigenen Verhalten nach möglichen Gründen, um das Stottern zu erklären. Natürlich gibt es bestimmte Formen elterlichen Verhaltens, die das Stottern begünstigen können. Doch gibt es keinerlei wissenschaftliche Belege dafür, dass sich Eltern stotternder Kinder gegenüber Eltern nicht-stotternder Kinder in ihrem Erziehungsverhalten, ihrer psychischen Verfassung, ihren Einstellungen grundsätzlich unterscheiden, so dass das Elternverhalten als alleinige Ursache des Stotterns ausgeschlossen werden kann.

Das erstmalige Auftreten des Stotterns wird häufig in Verbindung mit besonderen Ereignissen, wie z.b. einem Autounfall oder einem Fall von der Schaukel, gebracht. Hierbei werden Ursache und Auslösebedingungen miteinander verwechselt. In vielen dieser Fälle stellt sich heraus, dass das Kind schon vor dem entsprechenden Ereignis unflüssig gesprochen hat. Ereignisse wie z.b. ein Umzug, familiäre Probleme, Schulschwierigkeiten oder die Scheidung der Eltern können dazu führen, dass das Stottern verstärkt auftritt bzw. ausgelöst wird, sie sind aber nicht die primäre Ursache des Stotterns.

3. Entwicklungsverlauf

Bei den meisten Kindern macht sich das Stottern zum ersten Mal zwischen dem zweiten und sechsten Lebensjahr bemerkbar. Viele Kinder machen, bevor sie anfangen zu stottern, eine Phase völlig flüssigen Sprechens durch. Der Beginn des Stotterns kann sowohl langsam und schleichend als auch plötzlich und heftig sein. Einige Eltern beschreiben, dass zu Beginn erst wenige Unflüssigkeiten auftraten, die sich dann im Laufe der Zeit mehrten. Andere Entwicklungsverläufe beginnen dagegen abrupt und unerwartet, die Kinder zeigen schon zu Beginn eher starke Symptome mit Blockierungen und Lautdehnungen. Einige dieser Kinder zeigen auch eindeutige Begleitreaktionen auf ihre Sprechschwierigkeiten, indem sie durch körperliche Mitbewegungen versuchen, die Unflüssigkeiten zu überwinden, oder sie äußern sich dahingehend, dass sie Probleme beim Sprechen verspüren: „Mama, ich kann das nicht sagen". Die ersten Stottersymptome können auch schon bei kleinen Kindern von zirka zwei Jahren recht stark und ausgeprägt auftreten.

Stottern zeigt sich meistens nicht gleichbleibend, sondern es tritt typischerweise phasenweise mal stärker, mal schwächer auf. Diese Beobachtung machen nahezu alle Eltern. Die Häufigkeit und Stärke der Symptomatik schwankt in Abhängigkeit von verschiedenen Einflussfaktoren. Im Kindesalter können Wachstums- und Reifungsphasen hierbei ebenso eine Rolle spielen wie die innere Befindlichkeit bzw. innere und äußere Stressfaktoren.

Die Ausprägung des Stotterns ist einem Entwicklungsprozess unterworfen. In der Zeit vom Kindes- bis zum jungen Erwachsenenalter lässt sich beobachten, dass die Stottersymptomatik immer mehr zunimmt und sich zu einer Belastung für die Betroffenen auswachsen kann. Viele Kinder

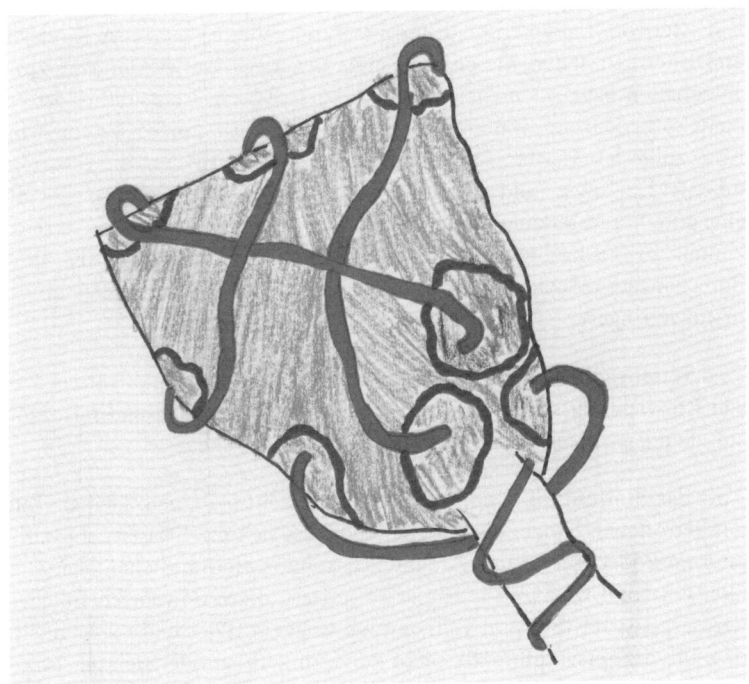

Patrick Stockinger, 11 Jahre
Stottern ist wie ein verkrampfter Muskel.

43

und Jugendliche leiden unter ihrer unflüssigen Sprechweise, was dazu führt, dass ihre Gedanken ständig um diesen „Makel" kreisen und sich eine ausgeprägte Begleitsymptomatik ausbildet (siehe Kapitel II. „Stottern"). Durch das Stottern wird das Sprechen zu etwas Ungewöhnlichem, das Kind merkt selbst, dass es anders als die anderen spricht. Negative Reaktionen aus der Umwelt, wie z.b. Auslachen oder abfällige Bemerkungen, können zur Verunsicherung führen. So kann es sein, dass das Kind besonders sensibel und ängstlich in Bezug auf sein Sprechen wird. Angst vor dem Sprechen macht das Stottern oftmals erst zum Problem.

Im Einzelfall können bei der Entwicklung und Ausprägung des Stotterns psychische und soziale Faktoren von großer Bedeutung sein. So können ungünstige Verhaltensweisen von Seiten der Umwelt (z.b. Ablehnung, Hänseleien und Auslachen) das Stottern ebenso verstärken und negativ beeinflussen wie Selbstunsicherheit, Ängste und Scham wegen der stotternden Sprechweise.

Ein Ziel von Therapie und Elternberatung sollte es sein, den Kindern und Eltern zu helfen, diesen möglichen negativen Entwicklungsprozess aufzuhalten bzw. gar nicht erst einsetzen zu lassen. Letztendlich ist es nicht so bedeutsam, wie ein Kind spricht, sondern dass es spricht. Ein Kind sollte lernen, trotz Stotterns all die Dinge zu sagen, die es sagen möchte. Ein angst- und schamfreier Umgang mit dem Stottern scheint eine gute Voraussetzung für einen positiven Entwicklungsverlauf zu sein. Zumal zu beobachten ist, dass bei stotternden Personen, die ihre Sprechängste reduziert haben, sich auch die Stärke der Stottersymptomatik verringert.

Andererseits gibt es auch Kinder und Jugendliche, die von dieser negativen Entwicklungsspirale kaum betroffen zu sein scheinen und mit ihrer auffallenden Sprechweise recht selbstbewusst umgehen.

Tritt das Stottern im Kindesalter auf, so besteht bei einem kleinen Teil der betroffenen Kinder die Möglichkeit, dass sich das Stottern chronifiziert und/oder eine latente Anfälligkeit zum Stottern bestehen bleibt. Je älter ein Kind wird und je länger es stottert, desto unwahrscheinlicher wird es, dass das Stottern vollkommen weggeht. Dies heißt aber nicht, dass die Stottersymptomatik nicht zu verringern ist oder sich das Stottern den Rest des Lebens in einer starken, belastenden Form zeigen muss (siehe Kapitel VI. „Therapie"). Stotterndes Sprechen muss keine Behinderung darstellen, weder für die Kinder noch für die Eltern oder andere Personen (siehe Kapitel VIII. „Mein Kind stottert immer noch").

4. Vorurteile über das Stottern

Stottern ist ein Phänomen, das den meisten Menschen, zumindest vom Hörensagen, bekannt ist. Witze über Stotterer, Filme und Geschichten, in denen Stotternde nicht selten die Rolle des „Dummen" und leicht „Zurückgebliebenen" übernehmen, tragen ein Übriges dazu bei, dass fast alle Menschen mit dem Begriff Stottern irgendetwas verbinden. Zumeist leider nichts Positives. Und so ist es auch nicht verwunderlich, dass Eltern mit wohlgemeinten Erklärungen und Ratschlägen überhäuft werden, deren Aussagegehalt aus Vorurteilen herrührt.

Das bekannteste Vorurteil über Stottern ist, dass die Ursachen rein psychisch bedingt seien. Annahmen dieser Art äußern sich in Aussagen wie z.B. den folgenden: „Stotternde Kinder sind besonders ängstlich, schüchtern oder gehemmt.", „Das Kind hat kein Selbstbewusstsein, darum stottert es.", „Immer, wenn Klaus aufgeregt ist, stottert er."

Falsch an diesen Annahmen ist:

* Stottern wird in einen ursächlichen Zusammenhang mit „negativen" Persönlichkeitseigenschaften (gehemmt, ängstlich, wenig selbstbewusst usw.) gebracht, obwohl es keinerlei Anhaltspunkte dafür gibt, dass stotternde Kinder generell anders sind als andere Kinder.

* Stotternden Kindern wird unterstellt, dass sie in dem Moment, in dem sie stottern, immer unter irgendeiner psychischen Überreaktion, wie z.B. Aufregung und Nervosität, leiden.

Diese Erklärungen scheinen so einsichtig zu sein, weil viele Menschen aus eigener Erfahrung wissen, dass sie in Momenten der Aufregung und Nervosität etwas unflüssig sprechen. Was die meisten nicht wissen, ist: Stotterndes Sprechen ist qualitativ anders als das unflüssige Sprechen bei „Normalsprechenden" infolge von Aufregung.

Richtig an diesen Annahmen ist:

* Nervosität und Aufregung können das Stottern verstärken bzw. auslösen (wie oben beschrieben), sie sind aber nicht als alleinige und primäre Ursache zu sehen.

5. Was Stottern nicht ist!

* Stottern ist keine schlechte Angewohnheit.
* Stottern ist kein Zeichen von Dummheit.
* Stottern wird nicht von Kindern bewusst oder unbewusst eingesetzt, um ihre Eltern zu ärgern.
* Stottern ist nicht Ausdruck einer Persönlichkeitsstörung.

Es gibt keine bestimmten Merkmale einer Stottererpersönlichkeit und auch keine spezifischen Persönlichkeitsmerkmale von Eltern stotternder Kinder. Sondern: Stotternde Kinder und deren Eltern unterscheiden sich nicht von Familien mit nicht-stotternden Kindern.
Stotternde Kinder sind auch nicht generell ängstlicher, gehemmter und sprechscheuer als andere Kinder, obwohl es natürlich auch unter stotternden Kindern, genau wie unter den anderen auch, besonders ängstliche und unsichere Kinder gibt. Die meisten stotternden Kinder sind gerade im Anfangsstadium genauso fröhlich, selbstbewusst, sprechfreudig und stark wie alle anderen Kinder.
Wie Sie Ihrem Kind und sich selbst helfen können, möglichst selbstbewusst und positiv mit dem Stottern umzugehen, können Sie in den nächsten Kapiteln lesen.

Dr. Kerstin Weikert ist akademische Sprachtherapeutin und Kinder- und Jugendlichenpsychotherapeutin. Sie war von 1990 bis 2004 an der Heilpädagogischen Fakultät der Universität zu Köln sowie der Pädagogischen Hochschule Heidelberg im Hochschuldienst in Lehre, Forschung und Therapiepraxis tätig. In dieser Zeit hat sie sich schwerpunktmäßig mit dem Thema Stottern beschäftigt und Forschungs- und Therapieprojekte geleitet. Seit 2005 ist sie hauptberuflich in einer eigenen sprachtherapeutischen Praxis in Gummersbach tätig (www.sprachtherapie-gummersbach.de).

Oranna Christmann

1. Was dürfen Sie von unseren Ratschlägen erwarten?

Das allgemeine Problem von Ratschlägen, die über die entsprechende Literatur, aber auch von Ärztinnen, Psychologinnen, Bekannten, Freundinnen und Verwandten gegeben werden, ist: Sie sind zwar gut gemeint, aber oft nicht hilfreich. Den genannten Personen fehlen häufig die fachlichen Kenntnisse, während in der Ratgeberliteratur selten Ihre persönlichen Umstände berücksichtigt werden.

Wir wollen Ihnen trotzdem einige Anstöße zum Nachdenken und Ausprobieren weitergeben. Es sind Anregungen, die sich nach dem heutigen Stand der Wissenschaft zur Förderung der Sprechflüssigkeit von Kindern als günstig erwiesen haben und die auch eine gute Ausgangsbasis für ein stotterndes Kind schaffen können – aber nicht in jedem Fall müssen! Denn die Bedingungen, die zum Stottern führen, es aufrechterhalten oder abbauen sind höchst individuell.

Also: Nehmen Sie die folgenden Hinweise als Anregungen zum weiteren Nachdenken. Wenn Sie sich von einzelnen Übungen angesprochen fühlen, probieren Sie sie aus. Aber bitte: Nehmen Sie dabei eine spielerische, probierfreudige Haltung ein. Krampfhafte Versuche, die Übungen durchzuführen, können der beabsichtigten Wirkung – nämlich dem Kind das Sprechen zu erleichtern – entgegenlaufen.

Wenn Sie Gelegenheit zu einer persönlichen Beratung haben, nutzen Sie diese. Im Gespräch mit einer Fachkraft ist es einfacher, auf Ihre persönlichen Umstände und Fragen einzugehen. Beratungen, die unabhängig von einer bestimmten therapeutischen Einrichtung durchgeführt werden, bietet die Bundesvereinigung Stotterer-Selbsthilfe e.V. (BVSS) an. Andere Eltern betroffener Kinder können Sie bei den Elternseminaren, der BVSS treffen und dort auch Erfahrungen mit ihnen austauschen. Die Seminare werden regelmäßig angeboten und finden unter Anleitung qualifizierter Referentinnen statt. Sie können auch einer Fachkraft vor Ort Ihr Interesse bekunden, andere Eltern betroffener Kinder kennen zu lernen.

Eine dritte Möglichkeit ergibt sich über das Onlineforum der Bundesvereinigung Stotterer-Selbsthilfe (www.bvss.de). Dort tauschen sich stotternde Menschen zu verschiedenen Themen miteinander aus und dort gibt es auch eine Rubrik zum Austausch betroffener Eltern untereinander. Neben der Möglichkeit des Austausches können Sie sich als Eltern hier aber auch professionellen Rat holen, indem Sie Ihre Fragen und Anliegen im Bereich „Fachberatung" schildern. Eine unabhängige Fachkraft antwortet Ihnen innerhalb weniger Tage persönlich.

> **„Die Menschen werden nicht
> durch die Dinge beunruhigt,
> sondern durch die Ansichten,
> die sie darüber haben."**
>
> Epiktet

Auch wenn Eltern bisher keine stotternden Menschen persönlich kennen gelernt haben, sind bereits Einstellungen gegenüber dieser Personengruppe entwickelt worden, die unter anderem durch das in den Medien vermittelte Bild oder volkstümliche Ansichten bestimmt werden. Stotternde werden als Witzfiguren, Trottel, Schwächlinge oder sogar Psychopathen dargestellt. Nur selten ist es eine positive Identifikationsfigur, die stottert.

Darum ist es für Eltern auch nahezu unmöglich, der unflüssigen Sprechweise ihres Kindes gegenüber gelassen und wertungsfrei zu bleiben, auch wenn das Ausmaß der Symptome noch sehr gering ist. Eine verzweifelte Suche nach therapeutischen Hilfsmöglichkeiten setzt spätestens dann ein, wenn das Stottern entgegen aller Erwartungen über Jahre hinweg bestehen bleibt und sich ausweitet.

Ich halte es für sehr wichtig, sich dieser Einstellungen bewusst zu werden und sie zu überprüfen. Denn: sie bestimmen zum großen Teil auch das Verhalten, das sich offen oder verdeckt gegenüber dem stotternden Kind zeigt. Selbst wenn die Regel beachtet wird, das Kind auch stotternd aussprechen zu lassen und es nicht ermahnend zum besseren Sprechen aufzufordern, kann ihm durch das unbewusste Verhalten der Eltern signalisiert werden, dass ihnen Stottern unangenehm ist. Und Stottern wird im Allgemeinen als Eigenart betrachtet, die möglichst schnell wieder abgelegt werden soll. Die auffälligen Unterbrechungen im Redefluss – oft be-

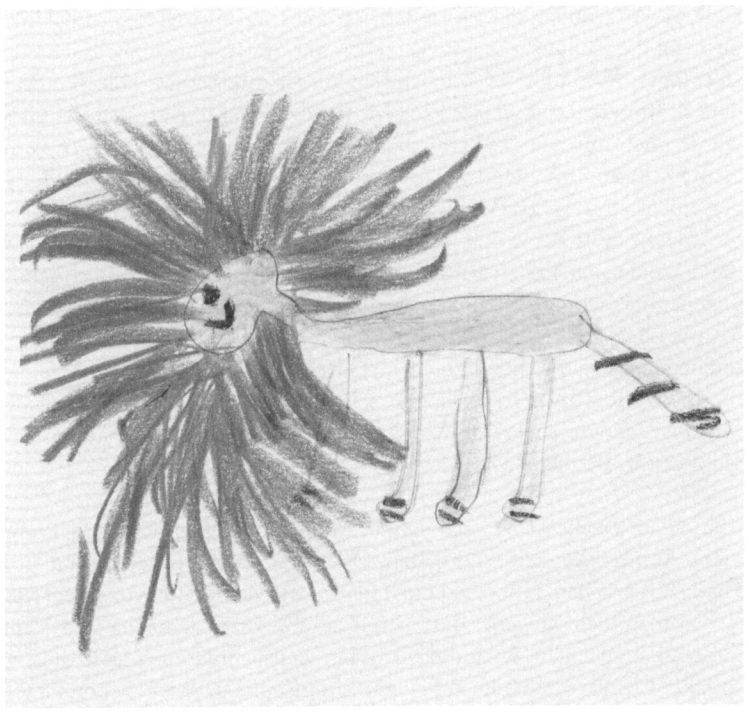

Julius Friedrich, 7 Jahre
Das Stottern ist wie ein Löwe, weil ein Löwe gefährlich ist. Und das Stottern kann mir auch manchmal gefährlich werden. Und es kann mir auch weh tun, z.B. wenn andere Kinder mich ärgern wegen meinem Stottern.

gleitet von Grimassierungen und Mitbewegungen – nehmen die Aufmerksamkeit des Zuhörenden gefangen. Der Inhalt der Aussage tritt in den Hintergrund. Hier beginnt das Stottern, sich zu einer Störung in der Kommunikation auszuweiten und beeinflusst damit die Beziehung zwischen zwei Menschen. Ich möchte die Frage stellen: Wird dieses Unbehagen durch die Unflüssigkeiten ausgelöst oder mehr durch die Befürchtungen, die sich damit verbinden?

Stottern wird noch häufig als Zeichen für eine seelische Auffälligkeit gesehen, die dann für alle hörbar zutage tritt. Oder man meint, das Kind

49

leide im Augenblick des Stotterns, und man verspürt Mitleid. Im Hinblick auf die Zukunft scheint ein Leben mit Stottern auch nur Nachteile zu bringen. Wie sollte es möglich sein, dieses rundherum schlechte Bild über Stotterer zu verändern? Eine Mutter drückt es drastisch so aus: „Ich würde mich mit dem Teufel verbünden, damit mein Sohn endlich vom Stottern loskommt." Und genau diese allgemein verbreitete Einstellung gegenüber stotternden Menschen kommt durch entsprechende Verhaltensweisen zum Ausdruck. Hinzu kommen noch Zukunftsängste, das Kind könne sein Leben lang ein schwerer Stotterer bleiben und damit ungeheure Nachteile in Schule, Beruf und Partnerschaft erleben. Welche Mutter oder welcher Vater möchte seinem Kind nicht die besten Voraussetzungen für sein Leben mitgeben? Die einzige Antwort auf die Probleme, die wir mit Stottern verbinden, scheint zu heißen: schnellstmögliche Heilung. Andere Ziele und Möglichkeiten des Umgangs kommen gar nicht erst in Betracht.

Manchmal erscheint es auch so, als stottere das Kind absichtlich, um mehr Aufmerksamkeit zu erhalten. Oder man meint, es sei zu faul, um flüssig zu sprechen. Hört man nicht dem stotternden Sohn viel intensiver zu? Ist man nicht viel eher dazu bereit, „fünfe gerade sein zu lassen"? Sie fragen sich vielleicht, warum das Kind in vielen Situationen ganz flüssig spricht? Ein Vater erzählte auf einem Elternseminar, dass er schon ungeduldig reagiert habe, wenn sein Sohn – ein Vielsprecher – stottere, da er davon überzeugt gewesen sei, er tue dies nur, weil er sich nicht genügend konzentriere. Die Meinung, der Stotterer müsse sich nur ausreichend konzentrieren, um flüssig zu sprechen, ist weit verbreitet. Bestärkt wird diese Meinung auch durch folgende Beobachtung: Einige Stotternde meistern selbst schwierige Sprechsituationen erfolgreich und andere, scheinbar leichtere, nicht. So haben einige Stotternde überhaupt keine Probleme, vor Publikum flüssig zu sprechen, während sie im Freundeskreis stotternd sprechen. Die Auslöser für stotterndes Sprechen sind eben von Person zu Person unterschiedlich.

Stottern ist eine schillernde, sich ständig ändernde, nicht fassbar wirkende Erscheinung. Einigen Vorurteilen lassen sich aber mit wissenschaftlich gesicherten Tatsachen begegnen. In den vorhergehenden Beiträgen haben Sie dazu schon viel Wissenswertes lesen können.

2. Beliebte Ratschläge und wie sie zu verstehen sind

Von den nun folgenden Ratschlägen haben Sie bestimmt schon einige gehört. In vielen Gesprächen mit Eltern haben wir erfahren, wie diese Ratschläge verstanden bzw. missverstanden worden sind. An diesen Beispielen können wir deutlich machen, wie Sie mit Ratschlägen umgehen sollten.

„Stottern nicht beachten"

Wenn Sie sich bereits in irgendeiner Form über das Stottern informiert haben, wird Ihnen dieser Hinweis bestimmt schon begegnet sein. Im Prinzip ist dieser Ratschlag auch nicht falsch. Nur: Wie soll man etwas nicht beachten, was einem ständig auffällt und Sorgen bereitet? Was heißt genau „nicht beachten"? Sie werden aufgefordert, die Unflüssigkeiten des Kindes zu tabuisieren. Niemand in der Familie spricht offen darüber. Es wird so getan, als gebe es das Stottern nicht. Sobald Sie sich Sorgen machen und Ihr Kind

- selber weiß, dass es anders spricht als andere Kinder,
- sich beim Sprechen anstrengen muss,
- in Kindergarten oder Schule auf sein Sprechen aufmerksam gemacht wird,

helfen Sie ihm mehr, wenn Sie gelernt haben, mit ihm über das Stottern zu sprechen. Viele Eltern beschreiben auch, wie schwer es Ihnen fällt, so zu tun, als wären sie nicht besorgt oder würden sich nichts aus dem Stottern machen. Kinder mit ihrem oftmals sehr feinen Gespür merken im Übrigen sehr schnell, wenn ihnen etwas vorgemacht wird.

„Blickkontakt halten"

In einer Straßenumfrage wurden Passanten zufällig befragt, wie man reagieren sollte, wenn man von einem Stotterer angesprochen wird. Sehr viele antworteten: „Ich schaue ihn nicht an. Das verunsichert ihn noch mehr." Diese weit verbreitete Meinung ist falsch! Viele Stotternde berichten, dass sie dieses Blickabwenden sehr irritieren würde. Als Signal in einem Gespräch bedeutet das im Allgemeinen einen Entzug der Aufmerksamkeit. Wenn es einem selbst passiert, würde man es als Unhöflichkeit beurteilen.

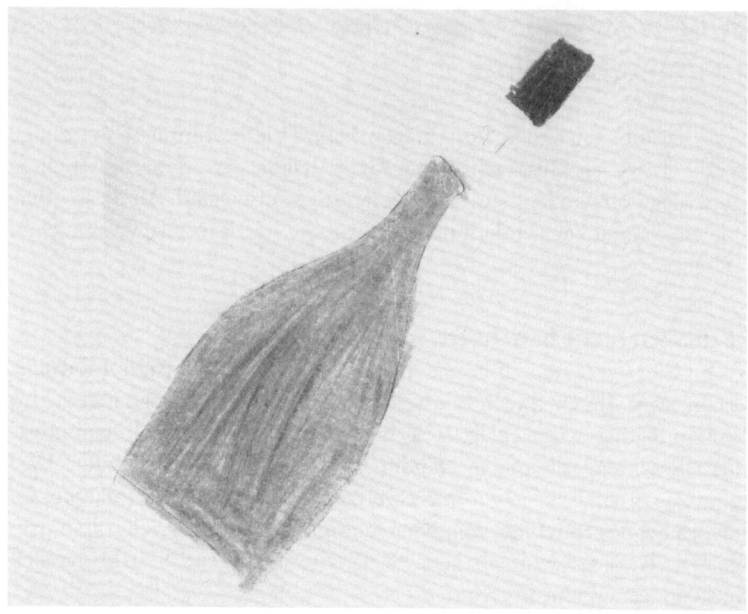

Fabian Wildmoser, 8 Jahre
Meine Stottern ist wie ein Korken: Mal ist er auf, mal zu.

Blickkontakt halten bedeutet aber nicht, den Sprechenden im Moment des Stotterns starrend anzublicken. Leider überträgt sich die Anspannung und Anstrengung während einer länger andauernden Sprechblockade auch auf den Zuhörenden. Der Blick des Gegenübers kann dann leicht starrend werden, was für den Sprechenden unangenehm ist. Einige Eltern beschreiben, dass sie ihre flüssig sprechenden Kinder auch nicht dauernd beim Sprechen anschauen, sondern sich mit der jeweiligen Arbeit weiterbeschäftigen oder zwischendurch woanders hinschauen würden. Sie empfinden es als unnatürlich, ihr Kind bewusst während des Sprechens andauernd anzuschauen. Dieser Einwand ist berechtigt. Das Kind kann ein überdeutliches Anschauen ebenso irritierend empfinden wie ein überdeutliches Wegschauen. Der Ratschlag „Blickkontakt halten" zielt nur auf die weit verbreitete Meinung, man würde den Stotternden sogar helfen, wenn man sie nicht anschaut.

Also: Halten Sie den natürlichen Blickkontakt, so wie Sie dies bei allen Gesprächspartnern tun. Dies gelingt natürlich umso besser, je mehr Sie gelernt haben, gelassener mit den Stottersymptomen umzugehen.

„Kind aussprechen lassen"

Dieser Hinweis zielt auf das noch häufig zu beobachtende Verhalten, für Stotternde ein Wort oder einen Satz zu beenden. Das geschieht aus einem spontanen Gefühl heraus: Jeder ausländischen Touristin würde man in der gleichen Weise helfen, wenn sie nach den richtigen deutschen Ausdrücken sucht. Stotternde Kinder befinden sich jedoch in einer anderen Lage: Sie wissen meist, was sie sagen wollen. Aber sie brauchen länger dazu. Sie erleben bei den Versuchen ihrer Umwelt, das Wort zu erraten, immer wieder Missverständnisse und dadurch Frustrationen sowie langfristig die Erkenntnis „Ich bin kein kompetenter Sprecher", „Ich brauche Hilfe, wenn ich sprechen möchte", „Ich kann nicht immer sagen, was ich möchte". Der Versuch, dies richtigstellen zu wollen, führt in vielen Fällen zu noch mehr Stottern. Einige Kinder geben dann auf und verzichten darauf, ihr Anliegen auszudrücken. Darum ist es in der Mehrzahl der Sprechsituationen besser, das Kind seinen Satz – auch stotternd – selbst zu Ende sprechen zu lassen. Dabei ist es ganz wichtig, sich selbst und dem Kind Zeit zum Zuhören und Aussprechen zu geben.

Aber dieser Ratschlag kann auch missverstanden werden: Eltern tun dann zuviel des Guten, wenn sie ihrem stotternden Kind keine Redegrenzen mehr setzen. Es darf dann immer und zu jeder Gelegenheit sprechen, obwohl man dies in Gesprächssituationen mit anderen Erwachsenen oder den Geschwistern als störend empfindet. Ein stotterndes Kind sollte aber genau wie seine Geschwister lernen dürfen, dass Sie als Eltern nicht immer in der Lage sind, zuzuhören oder es aussprechen zu lassen. Wenn Sie sich unter Druck setzen, dem Kind zuhören zu *müssen*, werden Sie entweder Ihren eigenen Bedürfnissen nicht mehr gerecht oder plagen sich hinterher mit Schuldgefühlen, wenn Sie Ihr Kind unterbrochen haben. Kinder merken ein halbherziges Zuhören sehr genau und spüren, ob Sie wirklich zuhören oder sich eher dazu zwingen. Die vereinbarten Gesprächsregeln sollten für alle Familienmitglieder gelten.

3. Überdenken Sie Ihre Vermutungen über die Ursachen des Stotterns

Bis zu 80 Prozent der Kinder, die beginnendes Stottern zeigen, bilden ihre Symptome über einen mehr oder weniger langen Zeitraum zurück. Diese hohe Zahl spricht eigentlich für eine Vorgehensweise in der Elternberatung, die auf Gelassenheit und Abwarten abzielt. In den meisten Fällen wird diese Strategie auch von Erfolg gekrönt sein. Leider sind einige Reaktionen auf das Stottern, wie wir sie spontan zeigen, nicht förderlich für das Kind. Zum Teil werden diese Verhaltensweisen, wie schon erwähnt, durch bestimmte Vorannahmen über die Verursachung und Auslösung des Stotterns bestimmt. So können sich über Jahre hinweg Umgangsformen als Reaktion auf das Stottern innerhalb der Familie entwickeln, die für die Entstehung eines Leidensdrucks und Vermeidungsverhalten wie Mitbewegungen oder Aufgabe des Sprechversuches mitverantwortlich sein können und das Verhältnis zwischen Eltern und Kind empfindlich stören. Ein erwachsener Stotternder berichtete uns, dass seine Eltern der Meinung waren, seine Unflüssigkeiten hätten ihren Ursprung in einem zu schnellen Sprechtempo. Sobald er etwas sagte und dabei stotterte, bekam er den gut gemeinten Hinweis „Sprich ganz langsam, du hast Zeit." Sehr bald fühlte er sich nicht mehr ernst genommen. Denn: Seine Eltern hörten nicht mehr auf das, was er zu sagen hatte, sondern nur noch darauf, wie er es sagte.

Mit der folgenden Übung können Sie sich Ihrer eigenen Ursachenvermutungen bewusst werden: Schreiben Sie einmal alle Vermutungen auf, die Ihrer Meinung nach zum Stottern Ihres Kindes geführt haben könnten und vergleichen Sie diese mit den in diesem Ratgeber beschriebenen wissenschaftlichen Erkenntnissen (siehe dazu Kapitel II. „Stottern" und Kapitel III. „Bedingungshintergründe und Entwicklungsverlauf").

4. So können Sie lernen, gelassener auf das Stottern Ihres Kindes zu reagieren

Um es ganz klar und deutlich zu sagen: Mit der Anwendung der folgenden Hinweise können Sie Ihr Kind nicht vom Stottern „heilen". Wir

wissen immer noch zu wenig darüber, warum bis zu 80 Prozent der Kinder über einen mehr oder weniger langen Zeitraum hinweg zum flüssigen Sprechen zurückkommen. Aber: Sie können eine Atmosphäre schaffen, in der sich Ihr Kind mit seinem Sprechvermögen angenommen fühlt und seine Erlebnisse mit den Sprechunflüssigkeiten sowie den Reaktionen der Umwelt gut verarbeiten kann.
Natürlich unterliegen Kinder vielerlei Einflüssen. Eine Verhaltensänderung auf Ihrer Seite ist keine Garantie dafür, dass die negativen Folgen, die die Sprechbehinderung haben kann, aufgehoben werden oder gar nicht erst eintreten. Aber gerade im Kindesalter stellen die Eltern die wichtigsten Bezugspersonen für das Kind dar. In der Regel wird es innerhalb der Familie die ersten – möglicherweise prägenden – Erfahrungen machen, wie Menschen, denen es sich gefühlsmäßig stark verbunden fühlt, auf seine Sprechunflüssigkeiten reagieren. Am wichtigsten für ein unbelastetes Verhältnis zwischen Ihnen und Ihrem stotternden Kind ist, dass Sie nach und nach lernen, auf die Symptome gelassener zu reagieren und vermitteln, dass Sie sich der Situation gewachsen fühlen. Damit geben Sie Ihrem Kind eine große Sicherheit. Sensible Kinder merken sehr genau, wann sie ihre Eltern mit ihren Problemen verschonen müssen, weil diese sich unbehaglich damit fühlen. Wir möchten Sie mit den Informationen, die wir Ihnen in den vorhergehenden Kapiteln gegeben haben und mit den folgenden Hinweisen zu mehr Sicherheit im Umgang mit der Stotterproblematik Ihres Kindes führen.

Entspannen/Abhärten gegenüber dem Stottern

Sie hören Ihrem Kind zu, wie es stotternd eine längere Begebenheit aus dem Kindergarten oder der Schule erzählt. Fühlen Sie sich dabei angespannt? Stockt Ihnen der Atem? Verspüren Sie ein Grummeln in der Magengegend? Hören Sie jede Wiederholung und jedes Hängenbleiben, so dass Sie kaum noch hören, was Ihr Kind erzählt? Gehen Ihnen, während Sie zuhören, Gedanken durch den Kopf wie: „Heute hat sie/er aber einen schlimmen Tag." oder „Jetzt gehen wir schon seit zwei Jahren zur Sprachtherapie, aber was bringt das?" oder „Wann hört das Stottern endlich auf?" oder „Die/der Arme, sie/er muss sich ja so anstrengen beim Sprechen"? Nehmen Sie einmal bewusst Ihre Gedanken wahr.
Ein empfindsames Kind spürt, wenn Sie mit Ihren Gedanken nicht beim Inhalt seiner Erzählung sind. Es kann verunsichert werden, weiß aber noch nicht einzuschätzen, wodurch. Das Kind kann glauben, Sie seien

nicht an dem interessiert, was es zu sagen hat.

Eine wichtige Grundlage für alle weiteren Übungen, die wir Ihnen im Folgenden vorschlagen, wird durch Ihre Fähigkeit gelegt, der stotternden Sprechweise Ihres Kindes immer entspannter zuzuhören.

Übungsschritte

- Haben Sie eine Aufnahme von Ihrem Kind, auf dem es einige Zeit spricht? Nehmen Sie beim Abspielen und Zuhören einmal bewusst Ihren eigenen Körper wahr. Gibt es Körperstellen, wo Sie Anspannung wahrnehmen? Wie ist die Atmung? Wird sie flacher oder schwerer? Halten Sie den Atem vielleicht an, wenn Ihr Kind ein starkes Stottersymptom zeigt?

- Nachdem Sie festgestellt haben, wo Sie sich anspannen, probieren Sie im nächsten Schritt aus, wie Sie die Spannungen lösen können. Eine bewährt Technik ist die, die Spannung zunächst absichtlich zu verstärken und dann zu lösen. Atmen Sie bewusst weiter, auch wenn Ihr Kind in einem Stotterblock festhängt.

- Suchen Sie sich einen für Sie günstigen Zeitpunkt aus (z.B. beim Zubettgehen), wo Sie während eines Gespräches mit Ihrem Kind dieses Loslassen von körperlichen Spannungen üben.

- Nehmen Sie auch mal selber das Stottern „in den Mund". Wie fühlen sich lockere Wiederholungen an wie Kakakakao oder a-a-a-aber im Vergleich zu Dehnungen wie Iiiiiich oder Mmmmmama bzw. Blockierungen wie P--------uppe oder Aa--------norak? Lesen Sie einmal einen kurzen, einfachen Text mit einer bestimmten Art des Stotterns. Nehmen Sie einmal allen Mut zusammen, in einem Café, am Postschalter oder in anderen Situationen absichtlich zu stottern. Was stellen Sie an Reaktionen fest? Wie haben Sie sich gefühlt? Welche Art des Stotterns fällt Ihnen leichter, wann stellen Sie Reaktionen der Umwelt fest? Wie geht es Ihnen körperlich? Diese Übung ist nicht leicht und kann Ihnen mit therapeutischer Hilfe sicher leichter von der Hand gehen. Aber Sie werden sehr viel über Ihr Kind und den Charakter des Stotterns lernen können.

Mit dem Kind über das Stottern sprechen

Eltern stellen uns immer wieder die Frage, ob Sie mit Ihren Kindern über das Stottern sprechen dürfen. Im Allgemeinen wird dazu geraten, die Kinder nicht auf ihr Sprechen aufmerksam zu machen, da dieses Verhalten ein Störungsbewusstsein bei den Kindern entstehen lassen kann. Mit dem gleichen Argument wurde noch vor einiger Zeit abgelehnt, ein Vorschulkind überhaupt mit direkten Methoden zu behandeln. Diese Angst ist in den meisten Fällen unbegründet, wenn mit dem entsprechenden Einfühlungsvermögen vorgegangen wird. Die Mutter eines neunjährigen Jungen berichtete auf einem Elternseminar, wie sie es geschafft hatte, mit ihrem Kind zu reden: „Ich sagte ihm, die Seminarleiterin habe die Eltern

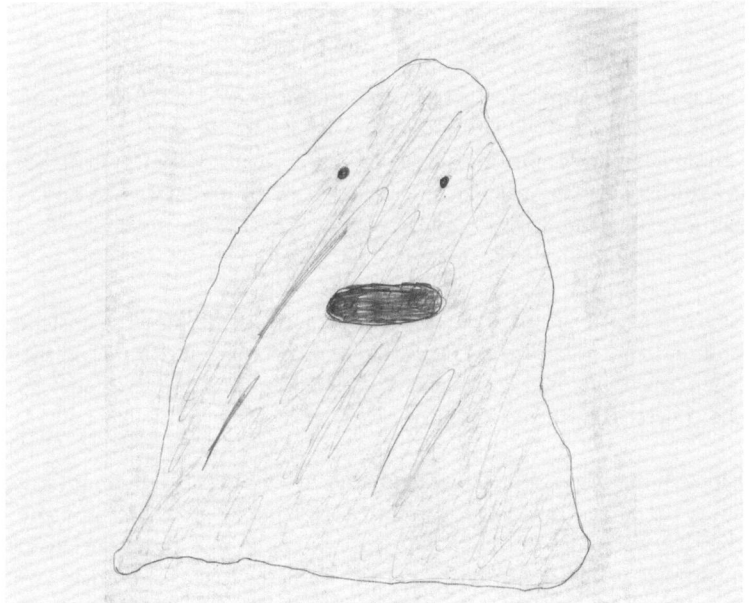

Sebastian, 10 Jahre
Ich stelle mir das Stottern wie ein graues Geschöpf vor, das glibberich ist und so überall hinkommt. Es kann sich überall hinein drängeln. So stelle ich es mir vor, wenn es schon geschwächt ist und man es an seine Schwachstellen schon packen kann. Wenn ich viel spreche, finde ich immer eine Schwachstelle. Wenn ich das Stottern einfange und es aufhöre, dann hat es keine Chance.

beauftragt, mit ihren Kindern ein Interview zu führen, um herauszufinden, was sie über ihr Stottern denken. Er antwortete dann, dass es eigentlich ganz gut gehen würde mit seinem Stottern, aber manchmal würde es ihn ganz schön nerven."

Viele Eltern glauben, ihr Kind wisse nichts von seinem Stottern. Es störe sich nicht daran und rede einfach drauflos. Vor allem auf Kinder, die sehr leichte, lockere Unflüssigkeiten zeigen, trifft dies häufig zu. Kommt es aber zu Blockierungen und anderen Anzeichen für eine größere Anstrengung beim Sprechen (Augenkneifen, Pressen, Grimassieren), bemerken sie dies schon. Oftmals kennen sie auch die Bezeichnung Stottern, die sie in Gesprächen aufgeschnappt haben oder mit der sie durch andere Kinder konfrontiert wurden. Ein knapp sechsjähriger stotternder Junge kam in der Pause während eines Elternseminares auf mich zu und wollte wissen, über was wir reden. Ich erklärte ihm das kurz und fragte ihn: Stotterst Du denn auch manchmal? Er sagte: Ja, manchmal schon. Ich fragte weiter: Weißt Du denn, was Stottern ist? Ja, sagte er, wenn man so macht: aaaaaaaa. Er ahmte ganz genau den auffallendsten Teil seiner Symptomatik nach. Dann wollte ich von ihm wissen, ob er denn auch damit aufhören könne. Er antwortete: Manchmal ja, manchmal auch nicht. Seine Mutter war sich unsicher, ob er sich seines Stotterns bewusst sei und kam unter anderem zu dem Elternseminar, um zu fragen, ob und wenn ja wie sie mit ihm über sein Stottern reden solle.

Es ist schwer über ein Thema zu sprechen, bei dem Sie selbst unsicher sind und eigentlich nicht genau wissen, was Sie Ihrem Kind eigentlich sagen sollen. Darum gilt: Machen Sie sich zum Experten in eigener Sache. Dieser Ratgeber wird Ihnen eine gute Grundlage dazu geben.

Eine Mutter sagte einmal während einer telefonischen Beratung: „Was hat es für einen Sinn, dass ich mit meinem Kind über das Stottern spreche? Ich weiß doch gar nicht, wie ich ihm helfen soll. Was ist, wenn sie mich fragt, wann ihr Stottern aufhört?" In dieser Aussage kommen zwei Aspekte zum Ausdruck: Diese Mutter fühlt sich hilflos und glaubt, mit diesem Gefühl einem Gespräch mit ihrer Tochter nicht gewachsen zu sein. Und sie hat an sich den Anspruch, gleich ein Rezept zur Hand haben zu müssen, um ihrem Kind zu helfen. Oft glauben wir, Sicherheit nur dann ausstrahlen zu können, wenn wir dem Gegenüber gleich ein Problemlösungsangebot machen zu können. Auf diese Weise nehmen wir aber viel an möglicher Entwicklung innerhalb einer Unterhaltung vorweg. Kinder sehen und empfinden Dinge auf ihre Weise. Bei einem ersten Gespräch über das Stottern sollte es nur darum gehen, was Ihr Kind über seine Art des Sprechens zu sagen hat.

Wenn Stottern nicht mehr als etwas betrachtet wird, was peinlich verschwiegen werden muss oder mit seiner Benennung verfestigt werden kann, dann lassen sich viele Gelegenheiten finden, das Thema anzusprechen. Spüren Sie selbst, wann der passende Moment gekommen ist.

Dazu noch einige Hinweise:
Vermeiden Sie scheinbare Aufmunterungen, Vertrösten, Gefühle abschwächen oder falsche Versprechungen, wie sie in dieser Aussage formuliert sind: „Hör mal, das mit dem Stottern ist doch gar nicht so schlimm. Mach dir einfach nichts draus. Du wirst sehen, das hört auf, wenn du 13 bist." Diese gut gemeinte Ansicht ist zu pauschal und trifft womöglich nicht die eigentlichen Empfindungen des Kindes. Vor allem dann ist diese Aussage fatal, wenn Sie das Stottern in Wahrheit ganz anders sehen. Im Grunde belügen Sie Ihr Kind und nehmen gleichzeitig seine Gefühle nicht ernst.

Ähnlich verhält es sich mit dieser Äußerung: „Wir müssen unbedingt etwas gegen das Stottern unternehmen. Du musst bei der Therapie gut mitmachen, dann wird das Stottern weggehen. Dann hast du keine Probleme mehr damit." Auch diese Aussage trifft nicht das aktuelle Befinden des Kindes. Sie vertröstet in die Zukunft und ist womöglich noch falsch. Die Lösung der Probleme wird alleine in einer Therapie gesehen.

Spüren Sie selbst, wie die folgenden Formulierungen klingen:
Kind: *Mamamamachst Du mir mal ddddie Schuhe zu?*
Eltern: *Ja, mach ich. (macht die Schuhe zu) Hör mal, ich wollte schon länger mal mit dir über was reden. Mir fällt auf, dass du manchmal einige Wörter zweimal oder dreimal sagst? Merkst Du das auch?*
Kind: *Doch, manchmal schon.*
Eltern: *Mmh. Wie findest Du das denn?*
Kind: *Ach, manchmal stört es mich.*
Eltern: *Wenn es dich stört, weißt du, was dich da stört?*
Kind: *Ja, ich kann einfach nicht damit aufhören. Mein Mund macht einfach, was er will.*

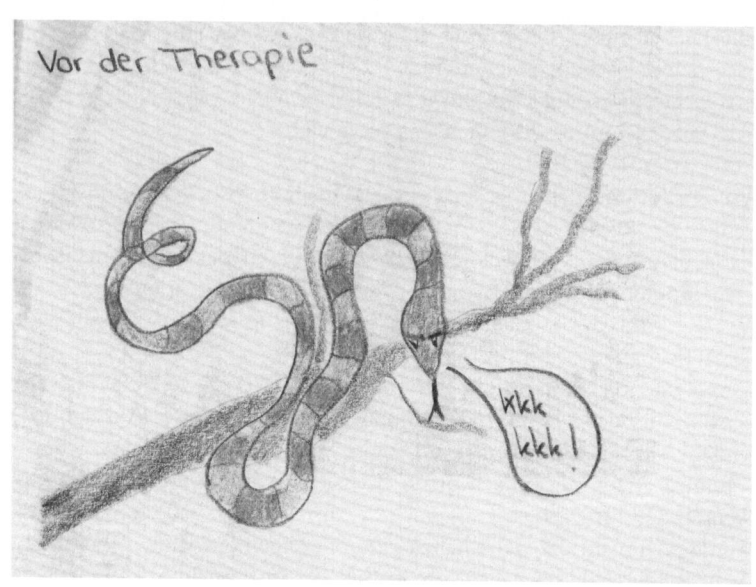

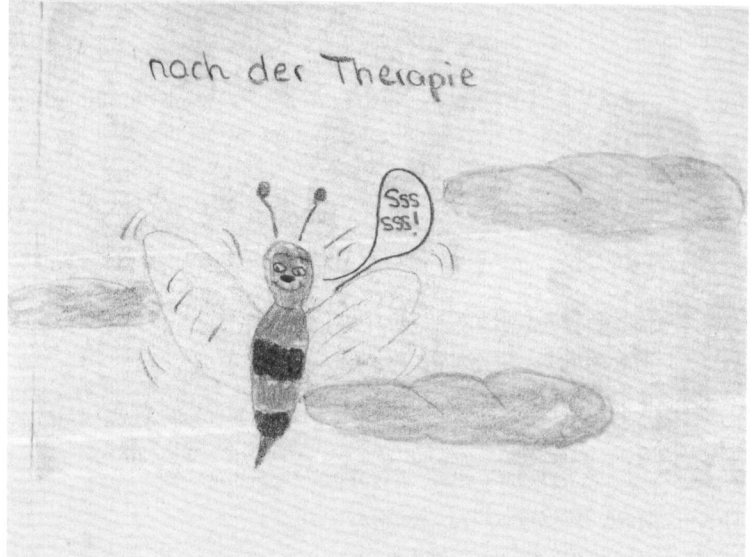

Sanem Tas, 13 Jahre

Vor der Therapie ist das Stottern wie eine Würgeschlange. Nach der Therapie ist es wie eine Wespe, wenn es wieder auftaucht.

Eltern: *Das hört sich so an, als ob der Mund nicht das tut, was du willst. Hast du schon mal gehört, wie man das nennt, wenn der Mund vieles doppelt sagt?*

Kind: *Nein.*

Eltern: *Das nennt man Stottern. Das machen einige Kinder in deinem Alter.*

Kind: *Geht das wieder weg?*

Eltern: *Meistens ja, aber manchmal auch nicht. Es hört sich so an, als ob du dir Sorgen machst?*

Kind: *Ja, manchmal schon.*

Eltern: *Das tu ich auch, besonders dann, wenn dein Mund ganz oft macht, was er will. Darum möchte ich mit dir gerne mal zu jemandem hin gehen, der sich damit auskennt und sich das mal anhört und uns sagt, ob wir da was tun sollten. Was meinst du denn dazu?*

Kind: *Ja gut, aber nur, wenn es nicht wehtut.*

Schauen wir uns den Gesprächsverlauf einmal näher an. In einer emotional eher unbelasteten Situation greift das Elternteil am konkreten Stotterereignis das Thema auf. Die Formulierung „etwas doppelt sagen" oder auch „die Wörter hüpfen wie ein Ball" ist nicht wertend und der Sprachebene des Kindes angepasst. Der Ausdruck des Kindes „Mein Mund macht, was er will" wird aufgegriffen. Damit wird das Kind in seiner Wahrnehmung ernst genommen. Der Begriff Stottern wird dem Kind vermittelt zusammen mit der Botschaft, dass es ein verbreitetes Phänomen ist. Das Elternteil gibt nicht vor, zu wissen, was richtig ist, es gibt keine Ratschläge, sondern schlägt vor, eine Fachkraft aufzusuchen.

Inzwischen wurden im Demosthenes-Verlag und im Verlag Ulrich Natke Bilderbücher für Kinder verschiedenen Alters veröffentlicht, die das Stottern zum Thema haben und damit einen guten Gesprächseinstieg bieten (siehe Buchhinweise im Anhang). Sie erleichtern Ihnen auch, beim Vorlesen Stottersymptome selbst auszuprobieren.

5. Kommunikationsfördernde Verhaltensweisen

Wir bieten Ihnen im Folgenden Gesprächsstrategien an, die einige Therapeutinnen als einen Bestandteil von Elternberatungen anbieten. Hintergrund dieser Maßnahmen sind vermutete „kommunikative Stressoren", die unter anderem als Risikofaktoren für die Entwicklung und Ausweitung der Stottersymptomatik angenommen werden. Die aufgeführten Verhaltensweisen können eine Basis für eine möglichst stressfreie und befriedigende Gesprächsatmosphäre bilden. Bitte nehmen Sie die Vorschläge als Anregungen, mit denen Sie im Alltag experimentieren können. Ganz wichtig ist, dass Sie sich bei der Anwendung wohl fühlen. Bei einigen Kindern konnte die Beobachtung gemacht werden, dass diese Kommunikationsstrategien die Stotterrate verringern konnten. Sie können zu einem Gesprächsverhalten führen, von dem die gesamte Familie profitieren kann. Nehmen Sie sich für die Umsetzung eine bestimmte, zeitlich umgrenzte Situation vor. Es bieten sich beispielsweise Spiele an wie Memory, Lotto, Angelspiel oder gemeinsames Bauen mit Legosteinen, ein Spaziergang, ein Zoobesuch oder Ähnliches. Ganz besonders geeignet ist das gemeinsame Betrachten von Bilderbüchern. Wichtig ist, dass Sie und Ihr Kind Freude an der gemeinsamen Unternehmung haben, und dass Sie Ihrem Kind die Führung der Gespräche in der jeweiligen Situation überlassen.

Zuhören

Die Forderung, dem Kind zuzuhören, klingt zunächst wie eine Selbstverständlichkeit. Aber was kann Zuhören beinhalten? Zunächst lässt sich Zuhören einteilen in seine nicht-sprachlichen und seine sprachlichen Anteile. Der nicht-sprachliche Anteil umfasst unter anderem die Körperhaltung (zum Kind zugewandt, natürlicher Blickkontakt), die Körperbewegungen, Mimik und Gestik sowie die Tatsache, dass man das Kind ausreden lässt, bevor man reagiert. Sprachliche Anteile des Zuhörens bestehen in Botschaften, die Aufmerksamkeit signalisieren (mh, oh, ja, ich verstehe usw.) und in kurzen Sprechpausen angebracht sind, in offenen Fragen, die den Sprechenden ermutigen, über seine Gedanken, Gefühle und Probleme zu sprechen (z.B. „Mich würde interessieren, was Du darüber denkst." „Das hörte sich an, als hättest Du heute einen tollen Tag gehabt." „Ja, erzähl' mir mehr davon.") sowie in inhaltlichen Äußerungen, die keine eigene Botschaft übermitteln, sondern nur das sinngemäß in eigenen Worten wiederholen, was gesagt wurde. Günstig ist es auch, sich auf Augenhöhe des Kindes zu begeben.

Beispiel:
Kind (lautstark): *Lisa ist eine ganz blöde Kuh!*
Antwort 1:   *Wie oft soll ich Dir noch sagen, dass Du so schlimme Wörter nicht benutzen sollst.*
Antwort 2:   *Das hört sich so an, als ob Du dich sehr über sie geärgert hast.*

Sie können nun selbst überlegen, bei welcher Antwort sich das Kind aufgefordert fühlt, über den Hintergrund seiner Äußerung zu erzählen. Ist es nicht so, dass häufiger die so genannte „gute Erziehung" mehr im Vordergrund steht als das Bedürfnis, die wirklichen Hintergründe für ein Verhalten in Erfahrung zu bringen?
Wer sich tiefer gehend mit der Methode des so genannten „aktiven Zuhörens" beschäftigen möchte, dem empfehle ich den Erziehungsratgeber „Familienkonferenz" von Thomas Gordon.

Hier ein weiteres Beispiel, wie sich aktives Zuhören am Beispiel eines stotternden Kindes anwenden lässt:
Kind (außer Atem): *Mmmmama, d-d-d-d-d-da waaaaaar ei-----ein großer Hhhhhund, deeeer hhhhat mmmich a-a-a-angesprungen.*
Antwort 1: *Setz Dich erstmal hin, und dann erzählst Du mir das ganz langsam und ordentlich.*
Antwort 2 (nimmt das Kind in den Arm): *Oh je, da hast Du bestimmt ganz viel Angst gehabt. Komm wir setzen uns erstmal – nach dem Schrecken.*

Während in Antwort 1 die Aufmerksamkeit des Zuhörers mehr auf dem „Wie" der Äußerung liegt, geht Antwort 2 auf den gefühlsmäßigen Gehalt der Botschaft ein. Gleichzeitig wird versucht, eine ruhigere Gesprächsatmosphäre entstehen zu lassen.

Die Eltern als Sprechvorbild

Eine Erweiterung des aktiven Zuhörens ist die sinngemäße Wiederholung des Redebeitrages des Kindes in flüssiger Form. Es geht – kurz gesagt – darum, dass Sie wiederholen, was Ihr Kind unflüssig gesagt hat. Die unflüssige Äußerung des Kindes soll flüssig wiederholt werden, und zwar unmittelbar nachdem das Kind diese Äußerung beendet hat. Dann erst führen Sie das Gespräch fort. Dieses Verhalten wenden Eltern ganz intuitiv an, um die Sprachentwicklung ihres Kindes zu fördern. Sie greifen das auf, was das Kind sagt und erweitern gleichzeitig die Äußerung.

So hört es immer wieder die richtige Formulierung und kann sich an einem sprechflüssigkeitsförderndem Sprechmodell orientieren. Wichtig ist auch, dass sie dem Kind nicht vermitteln, falsch zu sprechen. Es kann selbst entscheiden, ob es das Wort noch einmal flüssig wiederholen oder einfach weitersprechen möchte.

Beispiel:
Kind: *Ich hhhhhab Hunger!*
Eltern: *Oh, du hast schon Hunger. Wir essen in einer halben Stunde. Kannst du solange warten?*
Kind: *I----ch hab aber jetzt Hunger!*
Eltern: *Du willst sofort was essen? Wie wär's mit ein paar Crackern?*

Die sprachliche Wiederholung des Erwachsenen soll beiläufig erfolgen, das heißt in den Sinnzusammenhang eingebettet sein, und darf nicht künstlich und aufgesetzt sein. Immer ist es wichtig, auf den Inhalt der kindlichen Äußerung einzugehen und nicht an deren Form kleben zu bleiben. Wichtiger ist immer, *was* Ihr Kind zu sagen hat.

Die Vorteile dieser Art des Zuhörens sind: Das Kind fühlt sich nicht ermahnt oder bestraft, sondern bekommt ein Sprachangebot, das hilfreich für seine eigene Kommunikation ist. Statt z.B. Ihr Kind zum langsameren Sprechen zu ermahnen, können Sie selbst ein Sprechvorbild sein. Langsames Sprechen bedeutet, zwischen Sinnabschnitten Pausen zu machen oder bewusste Denkpausen einzulegen. Situationen, die langsames, pausenreiches und betontes Sprechen ganz natürlich erfordern, sind z.B. Gute-Nacht-Geschichten. Zählen Sie einmal bewusst zwischen Sinnabschnitten (z. B. nach einem Komma) innerlich bis Zwei:

Beispiel:
Es war einmal ein reicher Mann, (1, 2,) der hatte fünf Söhne. (1, 2) Er liebte sie alle, (1, 2) aber nur einer durfte König werden.(1, 2) ...

Kontrollieren Sie Ihre eigene Sprechgeschwindigkeit, indem Sie sich selbst aufnehmen und abhören. Oft muss man ein Gefühl für langsames Sprechen erst entwickeln, und anfangs braucht es einige Selbstkontrolle, um es beizubehalten. Manchmal hilft es, eine tiefere Sprechstimmlage einzunehmen, um weicher und langsamer zu sprechen.

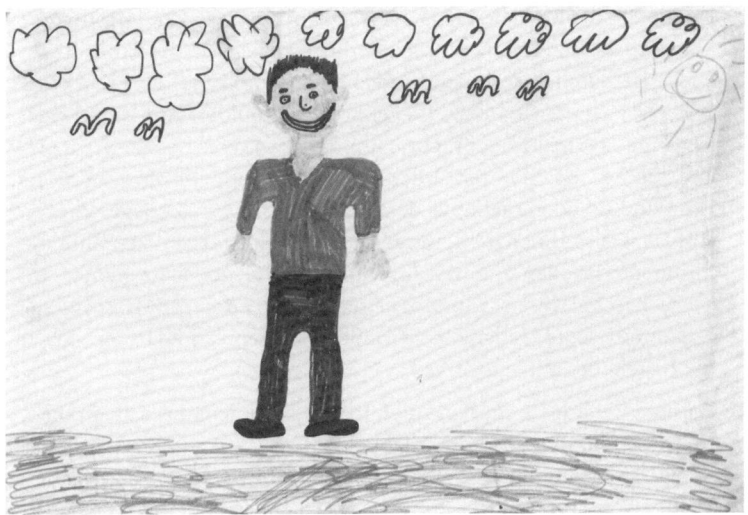

Philipp, 9 Jahre
Ich habe nur einen ganz normalen Menschen gemalt. Der stottert einfach.

Weitere Aspekte förderlichen Gesprächsverhaltens

Neben dem aktiven Zuhören und der flüssigen Wiederholung gehören noch folgende Punkte zu einem förderlichen Gesprächsverhalten:

- Sprechen Sie so, dass Ihr Kind Sie verstehen kann. Gerade wenn das Kind ältere Geschwister hat oder sehr viel mit Erwachsenen zusammen ist, versucht es, sich an deren Sprachstil anzupassen. Damit kann es sich jedoch überfordern. Die Fähigkeit zu formulieren, entwickelt sich erst nach und nach. Sie geben Ihrem Kind ein gutes Beispiel, wenn Sie selbst in kurzen und einfach gegliederten Sätzen sprechen. Dies gilt besonders für jüngere Kinder zwischen zwei bis vier Jahren.

- Geben Sie auf Fragen der Kinder nur jeweils kurze und einfache Antworten. Kinder erwarten keinen Vortrag oder eine lückenlose Aufklärung, wenn sie Fragen stellen. Mit zu ausführlichen und schwierigen Antworten ist ein Kind schnell überfordert. Nur wenn das Kind von sich aus nachfragt und nach mehr Information verlangt, sprechen Sie weiter.

- Einige Kinder brauchen länger, um einen Gedanken zu formulieren. Häufig passieren ihnen dann Fehler im Satzbau, sie werfen Zeiten und Orte durcheinander und sprechen sehr umständlich. Hier kann es leicht passieren, dass das Gegenüber ungeduldig wird, unterbricht, das Kind korrigiert oder nicht mehr zuhört. Wenn Kinder das merken, fühlen sie sich unter Druck gesetzt, der zu mehr Stottern führen kann und sie noch mehr aus dem Konzept bringt. Überlegen Sie einmal, wie es Ihnen geht, wenn Sie besonders gut und geschliffen formulieren wollen und die Ungeduld Ihres Gegenübers bemerken. Versuchen Sie, Ihrem Kind bei seinem Redebeitrag zu helfen, es zu ermuntern, seine Gedanken zu Ende zu führen. Erinnern Sie sich an die Regeln des aktiven Zuhörens.

- Solange Sie mit Ihrem Kind alleine sind, ist es leichter, sich an die Regeln des aktiven Zuhörens zu halten. Aber was tun Sie, wenn Geschwister da sind und der übliche Streit um Redezeit einsetzt? Dieser Wettbewerb um Redezeit führt in vielen Fällen zur einer Verstärkung des Stotterns. Sollte das stotternde Kind ständig den Vortritt haben, werden die Geschwister ungerecht behandelt. Hier ist es ganz wichtig, Regeln einzuführen, die jedem garantieren, sich zu äußern.

Die aufgeführten Gesprächsregeln sollen nicht bedeuten, dass das Sprechen zwischen Eltern und Kind die wichtigste Rolle spielen soll. Genauso wichtig ist es, Phasen der Ruhe oder des Spiels einzurichten, in denen das Sprechen nicht im Vordergrund steht. Es gibt vielfältige andere nonverbale Ausdrucksmöglichkeiten wie natürliche Gesten, Pantomime, Malen, Tanz, Gesang. Entsprechende Anregungen und Spiele sind für jede Altergruppe erhältlich (z. B. „Mein erstes Mitmachspiel" und „Das Nilpferd auf der Achterbahn" von Ravensburger, „Kinder-Activity" von Piatnik, „Pantomime" von Haba).

Wenn Sie das Gesprächsverhalten innerhalb der Familie mit mehr Aufmerksamkeit betrachten, wird Ihnen vielleicht noch einiges mehr auffallen. Beobachten Sie zunächst nur, ehe Sie etwas verändern. Besprechen Sie Ihre Eindrücke mit Ihrer Partnerin bzw. Ihrem Partner und prüfen Sie sehr genau, welche kommunikativen Verhaltensweisen Sie verändern **wollen**.

Ob Ihr Kind mehr oder weniger stottert, liegt natürlich nicht nur am Gesprächsverhalten, sondern ist von vielen anderen Einflüssen abhängig.

Häufig führt eine beginnende Erkrankung, körperliche Erschöpfung, innere Erregung, Erwartungsfreude und anderes zu mehr Stottern. Leider wird ein Mehr an Stottersymptomen immer mit negativen Ereignissen und Gefühlszuständen in Verbindung gebracht. Dabei kann jede Erregung – auch die positive – kurzfristig zu einer Erhöhung der Stotterereignisse führen. Dies lässt sich nicht immer abbauen. Das wäre auch nicht wünschenswert, denn man müsste die gefühlsmäßigen Höhepunkte im Leben beschneiden. Also: Nicht immer ist mehr Stottern ein Alarmzeichen! Nach und nach werden Sie unterscheiden lernen, welche Ereignisse die Stottersymptome Ihres Kindes erhöhen und gleichzeitig – vielleicht mit Hilfe einer Fachkraft – lernen, einige zu verändern oder einfach anzunehmen.

6. „Stottern? Wir kommen damit klar, aber ... ... die Großeltern, die Erzieherin, die Lehrerin?"

Sie haben sich informiert. Sie wissen jetzt vielleicht, wie Sie sich verhalten können. Aber Sie sind nicht die einzige Bezugsperson für Ihr Kind. Die Menschen aus der Verwandtschaft, Nachbarschaft, Schule oder dem Kindergarten sind oftmals wichtige Personen, mit denen Ihr Kind Umgang hat. Sie haben meistens die gleichen Fragen wie Sie auch. Auch sie sind sich unsicher, wie sie mit dem stotternden Kind umgehen sollen – und machen genauso viel richtig wie auch falsch. Leider können Sie von der Erzieherin oder der Lehrerin nicht erwarten, dass sie über das Stottern mehr wissen als Sie, bevor Sie sich kundig gemacht haben. Daher wird es jetzt Ihre Aufgabe sein, diese Menschen zu informieren. Wenn Sie das ohne Vorwurf tun, werden Ihnen die Pädagoginnen dankbar sein und sich entlastet fühlen. Bei der Bundesvereinigung Stotterer-Selbsthilfe e.V. (BVSS) erhalten Sie dazu themenbezogene Faltblätter und Materialien, auch für Lehrerinnen und Erzieherinnen. Für eine tiefergehende Beschäftigung mit dem Thema Stottern bietet der zur BVSS gehörende Fachverlag Demosthenes außerdem Bücher und Filme zum Thema „Stottern und Schule" an (siehe auch Hinweise im Anhang). Bleiben Sie mit den Lehrerinnen bzw. Erzieherinnen in Kontakt, so dass Sie mögliche ungünstige Verhaltensweisen sofort bemerken und darauf reagieren können. Stotternde Kinder werden leicht Opfer von Hänseleien („Mobbing") in der Schule. Die Gefahr ist auf weiterführenden Schulen am höchsten.

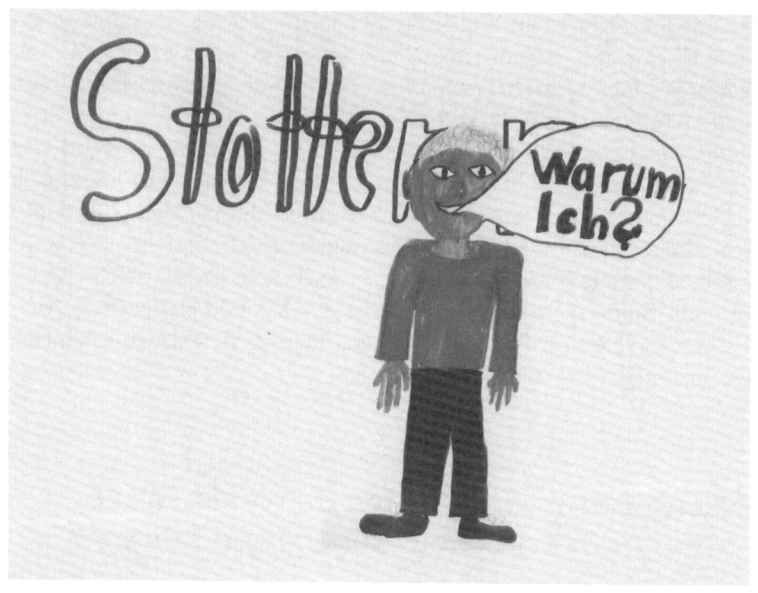

Tobias Schulz, 10 Jahre
Stottern – warum ich?

Falls Sie dies bemerken, sollte möglichst schnell gemeinsam mit den Lehrerinnen überlegt werden, wie dagegen vorgegangen werden kann.

Den Nachbarinnen oder Verwandten teilen Sie Ihren Wissensstand sachlich mit. Und bitte: Besprechen Sie vorab mit Ihrem Kind, dass Sie die Großeltern, Nachbarinnen, Erzieherinnen oder Lehrerinnen informieren werden.

7. Für Eltern, die selbst stottern!

Ich richte mich im letzten Absatz an Eltern, bei denen ein Teil oder beide selbst stottern oder gestottert haben.

Ihre Situation unterscheidet sich von der nicht-stotternder Eltern. Sie wissen, was ein Leben mit Stottern bedeuten kann und haben sowohl schlechte als auch gute Erfahrungen gemacht. Sie werden folglich mit einem besonderen Augenmerk registrieren, wenn Ihr Kind Unflüssigkeiten zeigt, und vieles wird Sie an Ihre eigene Kindheit erinnern. Wir haben dabei die Erfahrung gemacht, dass Eltern, deren Stottern sich sehr reduziert hat, im Allgemeinen hoffnungsvoller und gelassener in die Zukunft ihrer Kinder blicken als Eltern, die selbst noch stark stottern und alle Probleme, die sich daraus ergeben können, jeden Tag aufs Neue zu spüren bekommen. Haben Sie durch eine Therapie oder eine Technik, die Sie selbst entdeckt haben, Ihr Stottern reduziert, so ist die Versuchung groß, das auch bei Ihrem Kind zu versuchen. Dies gelingt aber nicht in jedem Fall. Dabei können Eltern einen sehr großen Druck auf ihr Kind ausüben nach dem Motto: Was mir geholfen hat, muss doch auch meinem Kind helfen. Dabei wird häufig übersehen, dass Ihr Kind ein eigenständiger Mensch ist und einen anderen familiären und sozialen Hintergrund hat als Sie. Es gibt keine Sprechtechnik, die allen gleichermaßen hilft. Die gegenseitige Enttäuschung kann also groß sein, wenn der Selbsttherapieversuch misslingt.

Auf der anderen Seite kann das Kind sehr viel von Ihnen lernen. Es sieht jeden Tag, wie Sie mit Ihrem Stottern umgehen. Wenn Sie jedoch Ihr Stottern verstecken und nicht gelernt haben, darüber zu sprechen, möchten wir Ihnen raten, die Angebote und Seminare der Stotterer-Selbsthilfe für erwachsene Stotternde in Anspruch zu nehmen. Falls Ihr Stottern noch sehr stark sein sollte, können Sie sich beispielsweise zusammen mit Ihrem Kind für eine Therapie entscheiden. Auch wenn Sie das Stottern bereits sehr verringert haben, können Sie Ihrem Kind viel geben, indem Sie ihm Ihre Erfahrungen mitteilen und einfach Verständnis für die Gefühle Ihres Kindes signalisieren. Aber bitte erwarten Sie nicht, dass Ihr Kind sich in der gleichen Weise entwickelt wie Sie!

Oranna Christmann ist Diplom-Pädagogin (akademische Sprachtherapeutin) und arbeitete von 1990 bis 2006 im Sozialpädiatrischen Zentrum am St. Marien-Hospital in Düren, wo sie stotternde Kinder und Jugendliche behandelte. Derzeit ist sie im Sozial-Pädiatrischen Zentrum am Städtischen Klinikum Karlsruhe beschäftigt. Von 1991 bis 2006 führte sie Seminare für Eltern stotternder Kinder für die Bundesvereinigung Stotterer-Selbsthilfe e.V. durch. Als selbst betroffene Sprachtherapeutin hat sie sich über viele Jahre bei der Bundesvereinigung Stotterer-Selbsthilfe e.V. engagiert.

Jutta Cornelißen-Weghake und Bettina Helten

Hier geht es vorrangig darum, wie Sie als Eltern die gewünschte professionelle Hilfe für Ihr Kind anschieben und strukturieren können. Das Kapitel beschreibt mögliche organisatorische Vorgehensweisen und stellt verschiedene Behandlungsformen vor.

1. Zu Beginn: der Arztbesuch

Erfahrungsgemäß suchen Sie als Eltern beim Auftreten von Sprachproblemen häufig zuerst eine Ärztin auf. Das kann die Kinderärztin sein, aber auch eine Fachärztin für Hals-Nasen-Ohren-Heilkunde (HNO), die Phoniaterin (Fachärztin für Stimm-, Sprach- und Sprechstörungen) und auch die Hausärztin sind Ihre Ansprechpartnerinnen. Während sich Haus-, Kinder- und HNO-Ärztinnen in jeder (auch kleineren) Stadt finden lassen, ist die Niederlassungsdichte der Phoniaterinnen noch gering. Neben der Möglichkeit, eine niedergelassene Ärztin aufzusuchen, haben viele Kliniken spezielle Abteilungen für HNO-Heilkunde und/ oder Phoniatrie. Dort kann man sein Kind ebenso untersuchen lassen. Wenn Sie eine Therapie oder Beratung wünschen, kommen Sie an einem Arztbesuch nicht vorbei. Denn für eine Stottertherapie und/oder Beratung benötigen Sie eine Heilmittelverordnung (Rezept) für Stimm-, Sprach- und Sprechtherapie. Alle genannten Ärztinnengruppen können Ihnen solch eine Verordnung ausstellen (mehr dazu in diesem Kapitel unter 7. „Wer trägt die Kosten?"). Einige Ärztinnen raten Ihnen aber vielleicht, Sie sollten abwarten, das wachse sich schon aus. Gegenüber dieser Äußerung ist Vorsicht geboten, da die Sprechunflüssigkeiten sich zwar von alleine zurückbilden können, dies aber nicht bei allen Kindern eintritt, so dass sehr wertvolle Zeit für die Unterstützung des Kindes im Hinblick auf seine flüssigen Sprechanteile ungenutzt verstreicht. Neben dem Argument des „Verwachsens" kann es für Sie auch im Zuge der so genannten Budgetierung schwer sein, eine Heilmittelverordnung zu bekommen. Wir möchten Ihnen Mut machen, hartnäckig zu bleiben und Ihren Wunsch nach Therapie immer wieder zu bekräftigen. Versuchen Sie es gegebenenfalls bei mehreren Ärztinnen, wobei dadurch die Zusammenarbeit mit der Ärztin Ihres Vertrauens nicht leiden sollte, denn sie ist eine wichtige Partnerin. Bleiben Sie freundlich, spielen Sie mit „offenen Karten" und kündigen Sie ihr an, dass Sie für die Organisation einer Verordnung weitere Fachärztinnen aufsuchen werden. Suchen Sie gemeinsam nach Lösungen. Manchmal hat z.b. die Kinderärztin aus Gründen der Budgetüberschreitung für dieses Quartal einfach nicht mehr die Möglichkeit, eine Heilmittelverordnung auszustellen, und ist einverstanden, wenn es eine andere Ärztin übernimmt. In einem folgenden Quartal kann es genau anders herum sein. Warum sollen sich nicht zwei oder mehr Ärztinnen in der Verordnung der Therapie abwechseln? Dann sind die Lasten des Budgets besser verteilt.

Vielleicht gibt es an der Klinik Ihres Wohnortes eine logopädisch-phoniatrische Abteilung, die sich nicht nur um die Diagnostik, sondern auch um eine Heilmittelverordnung (HMV) kümmert. Uns Fachkräfte hat ebenso die Erfahrung gelehrt, dass Ärztinnen sich mit dem Verschreiben leichter tun, wenn sie wissen, dass eine auf Stottertherapie spezialisierte Fachkraft die Therapie durchführen wird. Bei Problemen können Sie deshalb auch mit Ihrer Therapeutin Rücksprache halten.

Übrigens: Das deutsche Gesundheitswesen hat sich dem Präventionsgedanken der WHO (World Health Organization) verpflichtet. Er besagt Folgendes: Wenn das Entstehen einer Störung oder einer Erkrankung schon nicht verhindert werden kann (primäre Prävention), dann soll die sekundäre Prävention greifen, also die frühe Diagnostik und Beratung. Auch das kann als Argument für die Ausstellung einer HMV angebracht werden.

Was immer Sie als Eltern auch in die Wege leiten: Eine gute Zusammenarbeit verschiedener Fachleute lohnt sich auf Dauer immer.

2. Wann sollten Eltern professionelle Hilfe in Anspruch nehmen?

Eltern gehen bei der Feststellung, dass ihr Kind stottert, viele Gedanken durch den Kopf, wie z.B.: „Warum mein Kind? Ist das Kind dumm? Wie wird es in der Schule zurechtkommen? Was werden die Verwandten sagen? Was mache ich falsch? Bin ich schuld?" und vieles mehr. Diese Gedanken entwickeln sich bei Ihnen als Eltern häufig zu ernsthaften Sorgen und Ängsten und erwecken den Wunsch, Ihrem Kind bestmöglich zu helfen. Es kommt zu gut gemeinten Ratschlägen (z.B.: „Hol' tief Luft!", „Überleg erst mal, was Du sagst!", „Sprich langsam!", „Das heißt nicht A-a-a-abendessen, sondern Abendessen. Sag das bitte noch mal!"), die im Einzelfall dem einen oder anderen Kind kurzfristig helfen mögen, jedoch oft auch das Gegenteil bewirken können. Die Eltern machen die Erfahrung, dass das Stottern zwar zeitweise verschwindet, weil sich das Kind ihre Ratschläge zu Herzen nimmt und sich nach Kräften bemüht, ihre Ratschläge umzusetzen und flüssig zu sprechen. Doch bevor sie sich ganz auf diese Hoffnung stützen können, werden bei dem Kind die Sprechunflüssigkeiten wieder sichtbar, denn übermäßige Konzentration auf den Sprechvorgang und das Bestreben, flüssig zu sprechen können kontraindiziert sein und die Stottersymptomatik wieder hervorrufen.

Das charakteristische phasenweise Auftreten der Stottersymptomatik verunsichert Sie als Eltern im Hinblick auf Ihr eigenes und das kindliche Verhalten. Sie meinen größere Anstrengungen unternehmen und/oder andere Erziehungsmaßnahmen ergreifen zu müssen, damit die Unflüssigkeiten nicht mehr auftreten. Sie korrigieren das Sprechen, merken aber, dass Ihr gut gemeinter Eifer auf die Dauer Ihrem Kind nicht nützt. Eine sich steigernde Ungewissheit entsteht, ob das Stottern wirklich einmal ganz aufhört.

Nehmen Sie Ihre Ängste ernst. Das heißt, wenn Sie eine gewisse Zeit abgewartet haben und mit der ungewissen Situation nicht zurechtkommen, sollten Sie Fachleute aufsuchen, um sich beraten zu lassen. In dieser Beratung wird gemeinsam mit Ihnen überlegt, ob und wann Ihr Kind sprachtherapeutisch bzw. logopädisch betreut werden soll.

3. Wo erhalten Sie Beratung und Information?

Die meisten Gesundheitsämter haben eine Fachabteilung für Kindergesundheit und kindliche Entwicklung. Dort kann man anrufen oder das Amt persönlich aufsuchen. Der Serviceumfang ist lokal unterschiedlich. Er reicht von der Weitergabe nützlicher Adressen bis hin zu einer ausführlichen Beratung zum allgemeinen und sprachlichen Entwicklungsstand des Kindes.

Darüber hinaus gibt es eine bundesweite und einige lokale Beratungsstellen speziell zum Thema Stottern, an die sich Eltern betroffener Kinder wenden können (Kontaktadressen und weitere Informationen im Anhang):

- Als Interessenvertretung stotternder Menschen hat die Bundesvereinigung Stotterer-Selbsthilfe e.V. (BVSS) eine überregionale Informations- und Beratungsstelle für Ratsuchende eingerichtet. Telefonisch, per Mail und über die Homepage (www.bvss.de) erhalten Sie ausführliche Informationen und zahlreiche Materialien sowie Adressen von Stottertherapeutinnen und stationären Einrichtungen aus dem gesamten Bundesgebiet.

- Die Stadt Dortmund unterhält eine lokale Fachberatungsstelle, die von der Technischen Universität (TU) Dortmund unterstützt wird und deshalb in den Räumen der TU zu finden ist. Ratsuchende finden dort Antworten auf alle Fragen rund um Stottern.

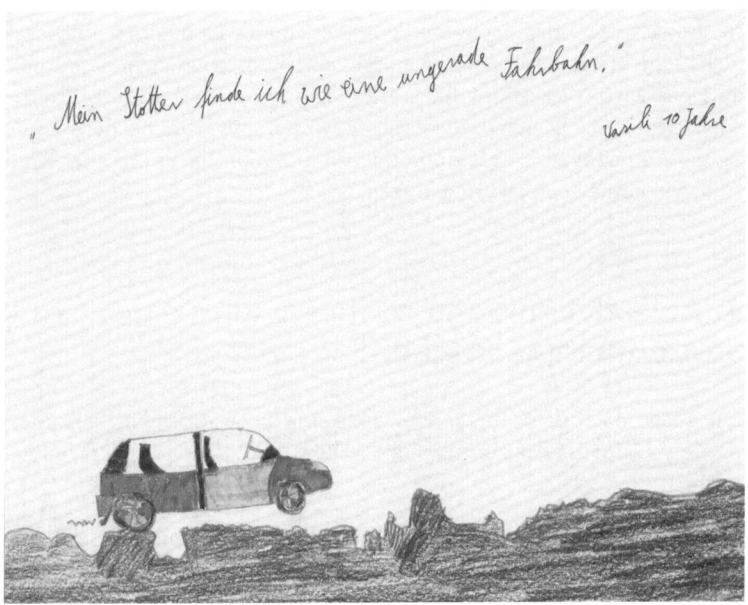

Vasili Malynovsky, 10 Jahre
Mein Stottern finde ich wie eine ungerade Fahrbahn.

- Auch an der Universität München gibt es eine regionale Fachberatungsstelle zum Thema Stottern, an die sich Eltern stotternder Kinder wenden können.

- Im Saarland hat sich die Elterninitiative proVoce gegründet. Als Netzwerk von Betroffenen und Eltern betroffener Kinder macht sie sich unter anderem für mehr Verständnis und Akzeptanz des Stotterns in der Öffentlichkeit stark.

Wenn garantiert ist, dass eine Spezialisierung auf Stottern vorhanden ist, können sich Eltern ebenso an Akademische Sprachtherapeutinnen/ Sprachheilpädagoginnen, Atem-, Sprech- und Stimmlehrerinnen, Logopädinnen und Psychologinnen (mit Diplom) wenden. Mehr dazu auch in Absatz 5 dieses Kapitels „Wer behandelt Stottern?".

Als zusätzliche Informationsquelle und individuelle Hilfsmöglichkeit – aber auch als gute Gelegenheit andere Eltern mit stotternden Kindern kennen zu lernen und sich mit ihnen auszutauschen – können Sie spezielle Seminare oder Elternabende nutzen. Letztere können von lokalen Beratungsstellen angeboten werden. Die Bundesvereinigung Stotterer-Selbsthilfe bietet regelmäßig überregional Eltern-Kind-Seminare sowie übrigens auch Workshops für stotternde Jugendliche an. Das Eltern-Kind-Seminar soll auch dazu beitragen Mütter und Väter bei der Bewältigung der häufig als Stress empfundenen Situation, ein stotterndes Kind zu haben, umfassend zu unterstützen.

4. Ab welchem Alter sollte ein Kind eine Stottertherapie machen?

Die Frage nach dem Therapiebeginn kann nicht allgemein behandelt werden. Dafür ist das Stottern mit seinen Auswirkungen zu facettenreich.

Manche Kinder stottern wenig und stören sich auch dann nicht viel daran, wenn sie mal häufiger hängen bleiben, andere Kinder sind zutiefst verunsichert und haben schon viele ungünstige Ankämpfstrategien (Begleitsymptome) entwickelt. Manche Eltern sind nicht beunruhigt, manche Eltern sind stark verunsichert.

Weder die Entscheidung für oder gegen eine Therapie noch die Festlegung des Therapiebeginns kann nur mit dem Alter des Kindes gefällt werden. Es müssen ebenso die kindlichen Fähigkeiten in der Motorik, Wahrnehmung und Kognition sowie das Kontakt- und Sozialverhalten berücksichtigt werden. Des Weiteren spielt die Frage nach der Dauer der Sprechunflüssigkeiten und der Reaktion darauf eine Rolle.

Auch die Symptomart muss berücksichtigt werden. Zeigt ein sehr junges Kind die in Kapitel I. „Sprachentwicklung" beschriebenen entwicklungsbedingten Sprechunflüssigkeiten, braucht es in der Regel nicht behandelt zu werden. Zeigt das gleiche junge Kind allerdings das in Kapitel II. „Stottern" beschriebene echte Stottern und deuten gewisse (Risiko-)Faktoren eher auf die Entwicklung eines chronischen Stotterns hin, dann ist sicherlich unabhängig vom Alter des Kindes die Beratung der Eltern angebracht und nach Beurteilung der Situation durch die Fachkraft wahrscheinlich auch eine Therapie des stotternden Kindes sinnvoll. Ein weiteres Entscheidungskriterium verbirgt sich hinter der Frage nach dem Störungsbewusstsein des Kindes und seinem Leidensdruck und dem der Bezugspersonen.

Allgemein gilt: Die Eltern sollten ihre Probleme bezüglich der Sprechunflüssigkeiten ihres Kindes ernst nehmen und sich zügig fachlich beraten lassen. Aus solch einer Beratung kann sich ergeben, dass ein dreijähriges Kind mit starken Blockierungen und dadurch bedingtem Abbrechen der Kommunikation Stottertherapie erhalten sollte. Oder ein Kind, das neben der Stottersymptomatik noch andere Sprachauffälligkeiten hat, könnte mit drei oder vier Jahren logopädisch bzw. sprachtherapeutisch betreut werden, um einen positiven Einfluss auf die gesamte weitere sprachliche Entwicklung zu nehmen. Es kann sich aber auch ergeben, dass bei einem gerade erst fünf Jahre alt gewordenen Kind mit leichten, selten auftretenden Unflüssigkeiten, das keinen Leidensdruck hat und dessen Eltern das Sprechen als nicht belastend erleben, vorerst keine Stottertherapie erforderlich ist.

Im Sinne der Prävention ist den Eltern aber in jedem Fall zu empfehlen, ein Beratungsgespräch in Anspruch zu nehmen, um auf eventuelle Veränderungen im Sprechverhalten des Kindes vorbereitet zu sein. Durch das Gespräch mit der Fachkraft werden sinnvolle Möglichkeiten zum Umgang mit dem stotternden Kind entwickelt und damit die Herausbildung eines manifesten Stotterns verhindert oder gemildert.

Abschließend kann also festgehalten werden, dass in den ersten Beratungsgesprächen mit den Fachleuten die Frage nach dem Therapiebeginn eingehend geprüft und eventuell notwendige präventive Maßnahmen eingeleitet werden sollten. Wichtig ist: Warten Sie nicht ab! Holen Sie sich Hilfe und Unterstützung!

Also: Wenn Ihr Kind zwei Jahre oder älter ist, wenn es in Ihren Augen Sprechunflüssigkeiten zeigt, wenn es in irgendeiner Weise betroffen und mit Anspannung auf sein Stottern reagiert und wenn Sie sich Sorgen machen, dann lassen Sie sich (zumindest) gut beraten!

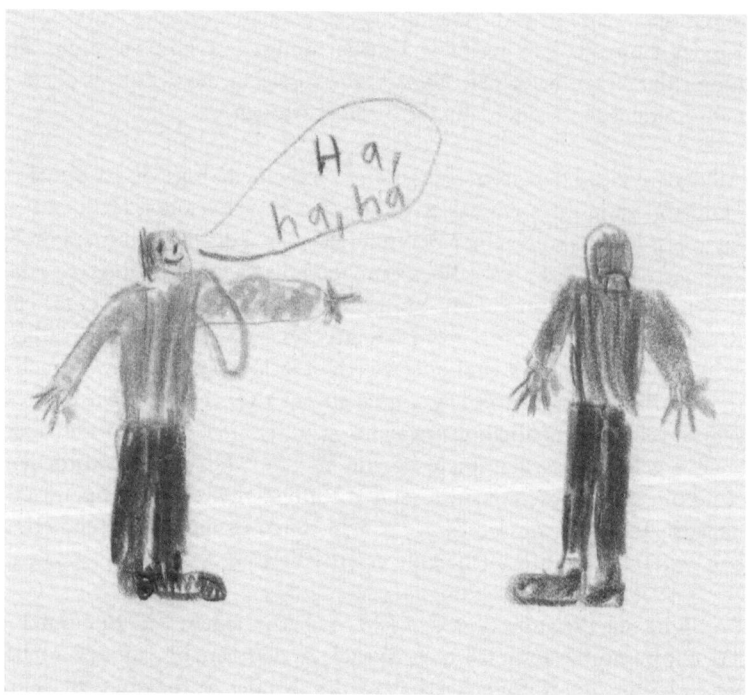

Florian Schroer, 9 Jahre

5. Wer behandelt Stottern?

Vorab: Nicht jede Fachkraft aus den nachfolgend genannten Berufsgruppen ist zwingend erfahren in der Behandlung von Stottern bzw. im Umgang mit stotternden Kindern. Bitte klären Sie daher im Vorfeld ab, ob die gewünschte Therapeutin auf Stottern und die Behandlung von Kindern spezialisiert ist.

Fachkräfte, die Stottern behandeln, sind in der Regel:

* Akademische Sprachtherapeutinnen/Sprachheilpädagoginnen
* Atem-, Sprech- und Stimmlehrerinnen
* Logopädinnen
* Psychologinnen (mit Diplom)

Sie arbeiten unter anderem in freien Praxen, Beratungsstellen für Sprach-, Stimm- und Hörgeschädigte, Sozialpädiatrischen Zentren, Sonderpädagogischen Beratungsstellen, Frühförderstellen und Sprachtherapeutischen Ambulanzen von Kliniken.

Die Berufsgruppen, die Stottern behandeln, sind in verschiedenen Verbänden organisiert. Auch sie können Ihnen durch Verzeichnisse und Informationsmaterial bei der Suche nach einer qualifizierten Stottertherapeutin behilflich sein. Die Adressen und Kontaktdaten der Berufsverbände finden Sie im Anhang dieses Buches.

6. Welche Behandlungsformen gibt es?

Für die Behandlung des Stotterns gibt es folgende Behandlungsformen:

* Ambulante Therapie: Sie wird von den oben genannten Fachkräften durchgeführt. Dort wird das Kind stottertherapeutisch ein- bis zweimal wöchentlich betreut.
* Stationäre Therapie: Sie erstreckt sich über einen Zeitraum von zirka sechs Wochen bis zu sechs Monaten.

- Intensiv-Therapie: Sie wird häufig als Intervalltherapie durchgeführt. Die stotternden Kinder, Jugendlichen und Erwachsenen erhalten bei dieser Therapie für einen Zeitraum von zirka acht bis 28 Tagen täglich mehrere Stunden Stottertherapie. In Intervallen erfolgt nach einigen Wochen meistens über den gleichen Zeitraum eine Fortsetzung oder Auffrischung der Therapiemethode.

Jede Behandlungsform hat ihre Stärken und Schwächen.

Die am häufigsten gewählte Form ist die ambulante Therapie. Sie findet ohne große Anreise vor Ort statt, die Stottertherapeutin ist nah und schnell ansprechbar. Es existiert ein gutes Netzwerk vor Ort, da sich Ärztinnen, Therapeutinnen, Beratungsstellen und Selbsthilfegruppen häufig kennen und Hand in Hand arbeiten können. Die Eltern haben viele Möglichkeiten, die Therapie ihres Kindes eng zu begleiten und lernen praktisch mit dem Kind gemeinsam die Therapieinhalte, weil sie von den Stottertherapeutinnen intensiv informiert werden oder bei den Therapiestunden anwesend sind. Da aufgrund der meistens verordneten Einzeltherapie wenig Kontaktmöglichkeit zu anderen stotternden Kindern und deren Eltern besteht, fühlen sich Betroffene vielleicht manchmal etwas allein. Dagegen bietet beispielsweise die Bundesvereinigung Stotterer-Selbsthilfe e.V. die schon erwähnten Elternseminare an oder die Therapeutin vor Ort schafft diese Kontakte, indem sie zu Elterninformationsabenden einlädt und/oder gleichaltrige Kinder zeitweise in Kleingruppen behandelt.

In der stationären Therapie und Intensiv-Therapie ist der wichtige Kontakt zu anderen stotternden Kindern und Jugendlichen automatisch gegeben. Einzel- und Gruppentherapie können je nach Bedarf angeboten werden. Stationäre Therapien finden häufig in Kliniken oder Kurkliniken statt. Manchmal können die Eltern ihr Kind dorthin begleiten, aber teilweise sind die Kinder auch sehr lange von ihren Eltern getrennt und sollten das gut verkraften, damit sie sich auf die Therapie konzentrieren und vertrauensvoll einlassen können.

Anbieter guter Intensiv-Therapien (ähnlich wie die ambulante Therapie wird die Intensivtherapie mittels einer „Verordnung außerhalb des Regelfalls" von der Ärztin verordnet – mehr dazu siehe unter 7. dieses Kapitels: „Wer trägt die Kosten?") achten nicht nur auf eine intensive Therapie und gute Nachsorge der Kinder, sondern auch auf eine intensive Einbeziehung der Eltern, vor allem bei jungen Kindern. Das heißt, dass mindestens ein Elternteil während der Phase(n) der Intensivtherapie mitreist und vor Ort ist. Manche Familien entscheiden sich auch, den Sommer- oder Herbsturlaub an den Ort der Intensivtherapie zu legen. So ist die Familie nahe beim Kind, die Eltern und vielleicht auch Geschwister können viel mitlernen, Kontakte zu anderen Eltern und Kindern aufbauen und die therapiefreie Zeit gemeinsam verbringen.

Vollstationäre Therapien (diese werden – ähnlich wie eine Kur – von der Ärztin bei den Krankenkassen oder Rentenversicherungen beantragt) können so etwas seltener leisten, vor allem ist dort ein Mitreisen der Familie wegen der oft langen Dauer des Aufenthaltes nicht organisierbar. So wird diese Therapieform (bei der die Kinder dort auch zur Schule gehen oder Einzelunterricht haben) eher von älteren Kindern oder Jugendlichen genutzt. Da diese viel und lange zusammen leben und lernen, entstehen stärkende Beziehungen oder vielleicht Freundschaften der Kinder untereinander. Werden die Eltern gar nicht in das Therapiekonzept eingebunden, können sie später beim Üben des Gelernten oder bei Rückfällen schwer helfen. Angebotene Besuchstage sollten daher genutzt werden.

Vielleicht eignen sich auch Kombinationen der verschiedenen Therapieformen. Nach einer Intensivtherapie oder stationären Therapie kann beispielsweise die Therapeutin vor Ort, wenn nötig und nach einer angemessenen Therapiepause, die „Nachsorge" übernehmen. Sie kann bestimmte Inhalte intensivieren oder einen gar nicht so selten auftretenden Rückfall so auffangen, dass Kind und Eltern gestärkt daraus hervorgehen. Bedingung hierfür ist natürlich, dass die Therapiekonzepte in der Ferne und vor Ort die gleichen sind.

Welche Behandlungsform für welches Kind die beste ist, hängt von der ganz individuellen persönlichen Situation des Kindes und seiner Familie ab. Nehmen Sie als Eltern dafür Hilfe und Beratung in Anspruch.

7. Wer trägt die Kosten?

Die Kosten der Stottertherapie bei ambulanter Therapie und Intensiv-Therapie übernimmt in der Regel die gesetzliche Krankenkasse oder die private Krankenversicherung. Bei stationären Therapien kommen neben der Krankenkasse oder der Krankenversicherung je nach Sachlage zusätzlich weitere Sozialversicherungsträger wie Berufsgenossenschaften und die Rentenversicherungen (vor 2005 nannten sich diese „Landesversicherungsanstalten") für die Kosten auf.

Wie schon anfangs des Kapitels erwähnt: Vor Beginn einer ambulanten Therapie (am häufigsten entscheiden sich Eltern stotternder Kinder zuerst einmal dafür) und einer Intensiv-Therapie muss eine Heilmittelverordnung (Rezept), in der Regel von einer Kinderärztin, einer Hals-Nasen-Ohrenärztin, einer Phoniaterin (Fachärztin für Stimm-, Sprach- und Sprechstörungen) oder der Hausärztin, eingeholt werden. Dies gilt für gesetzlich und privat Versicherte. Theoretisch kann jede zugelassene Ärztin diese Heilmittelverordnung (HMV) ausstellen, praktisch beschränkt es sich im Allgemeinen aber auf die vier genannten Ärztinnengruppen. Die Richtlinien der Heilmittelverordnung sehen zwei mögliche Verordnungswege vor: Die Verordnung „im Regelfall" und die Verordnung „außerhalb des Regelfalls".

„Im Regelfall" beginnt es bei einer ambulanten Stottertherapie mit der Erstverordnung über zehn Therapieeinheiten, die natürlich auch eine umfassende Diagnostik bei der Stottertherapeutin einschließt. Manche Krankenkassen verlangen nach diesen ersten zehn Therapieeinheiten eine weiterführende Diagnostik – das weiß dann die behandelnde Stottertherapeutin und leitet entsprechende Schritte ein. Die Therapiefrequenz sollte mindestens einmal pro Woche betragen, die Ärztinnen können aber auch zweimal pro Woche verordnen. Nach den zehn ersten Therapieeinheiten geht es weiter mit den so genannten Folgeverordnungen. Innerhalb einer Therapiephase (die nicht mehr als 50 Therapieeinheiten betragen darf) können demnach noch vier Folgeverordnungen zu je zehn Therapieeinheiten verordnet werden. Somit liegt die Gesamtverordnungsmenge für eine Stottertherapiephase bei 50 Therapieeinheiten. Danach erwartet die Krankenkasse die Beendigung der Therapiephase und eine Pause von mindestens zwölf Wochen. Nach diesen zwölf Wochen könnte es theoretisch wieder mit einer Erstverordnung beginnen… usw.

Ist eine Therapiepause nicht sinnvoll, kann die Ärztin weiter verordnen, indem sie eine Heilmittelverordnung „außerhalb des Regelfalls" erstellt. Das muss aber durch die Stottertherapeutin (schriftlich) gut begründet sein, und manche Krankenkassen erstatten die Kosten für weitere Therapieeinheiten nur nach vorheriger Genehmigung. Ob eine Krankenkasse eine HMV „außerhalb des Regelfalls" genehmigt haben möchte oder ob

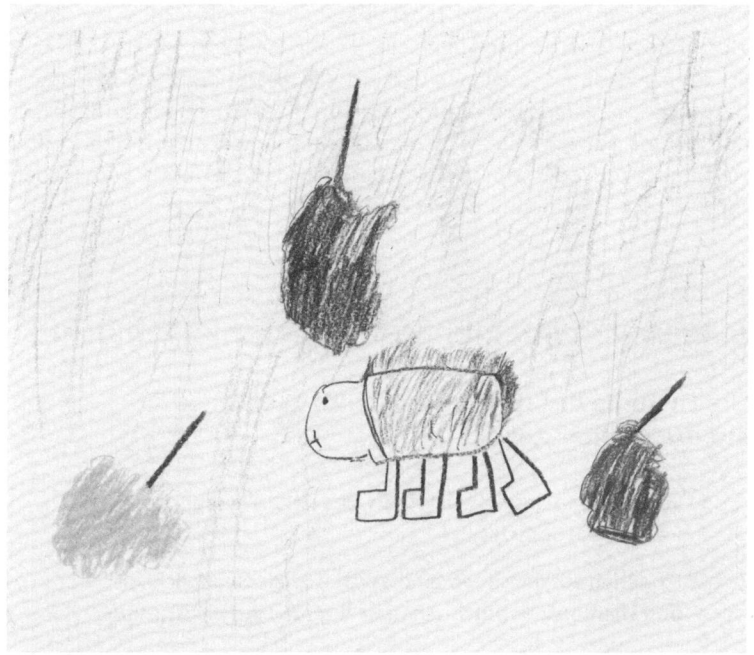

Mourat Chasanoglou, 11 Jahre
Stottern ist für mich manchmal so wie die Spitzen eines Igels.

sie auf eine Genehmigung verzichtet, ist von Krankenkasse zu Kranken-kasse verschieden.

Im Grunde genommen kann auch eine ambulante Stottertherapie gleich von Beginn an als Verordnung „außerhalb des Regelfalls" organisiert werden. Dann fällt die Beschränkung auf 50 Therapieeinheiten und die Pause von zwölf Wochen weg.

Bei einer Intensiv-Therapie hat es sich auf jeden Fall als sinnvoller erwie-sen, wenn die Ärztin gleich von Beginn an eine Heilmittelverordnung „außerhalb des Regelfalls" erstellt. Es werden ja viel mehr als eine oder zwei Therapieeinheiten pro Woche und auch mehr als die 50 im Regelfall erlaubten Therapieeinheiten pro Therapiephase benötigt, weil in kurzer Zeit täglich sehr intensiv gearbeitet wird. Dafür ist meist auch eine vor-herige Genehmigung durch die Krankenkasse erforderlich.

Vor Beginn einer stationären Therapie steht – ähnlich wie bei einer klassischen Kur – eine Beantragung beim jeweiligen Kostenträger durch eine der oben genannten Ärztinnen und das Warten auf die Genehmigung. Bei all diesen Vorgängen steht Ihnen Ihre Stottertherapeutin natürlich mit Rat und Tat zur Seite. Weil manche Bestimmungen von Bundesland zu Bundesland oder von Krankenkasse zu Krankenkasse verschieden sind, gehen wir in diesem Ratgeber nicht näher ins Detail.

8. Was wird in einer Stottertherapie gemacht?

Die Therapie des stotternden Kindes sollte auf drei Säulen stehen:

1. Veränderung des Sprechablaufs, das heißt Therapie der unflüssigen Sprechweise

2. Eingehen auf die allgemeine psychosoziale Befindlichkeit und Therapie der psychischen Reaktionen auf das Stottern

3. Beachtung und Therapie der Risikofaktoren

Im Hinblick auf die **Veränderung des Sprechablaufes (Sprechmotorik)** selbst werden in verschiedenen Behandlungsmethoden (siehe dazu auch Kapitel VI. „Therapie") unterschiedliche Ansatzpunkte gewählt. Hier einige Beispiele, worum es in einer Therapie gehen kann: um Artikulation, um Sprechgeschwindigkeit, um die Lautstärke, um einen weichen Stimmeinsatz, um rhythmisches Sprechen, um Atmung, um das Kennenlernen des eigenen Stotterns, um „absichtliches" Stottern, um leichtes Stottern, um die Anleitung der Eltern, wie sie ohne zu viel Druck zu erzeugen, zeitweise eine positive Rückmeldung geben, wenn sie ihr Kind gut verstanden haben, um Zeitlupensprechen, um Wahrnehmungstraining im Mund und an der Zunge, um Reduzierung von Mitbewegungen und von Anstrengungsverhalten, um die Zurückgewinnung einer gewissen Leichtigkeit beim Sprechen, um eine effektive Nachbetreuung, um Übungen „in Vivo", also nicht im Therapiezimmer, sondern draußen im wirklichen Leben in der Bäckerei, in der Schule, im Supermarkt, beim Telefonieren.
Die Schwerpunkte werden individuell für das jeweilige Kind ausgewählt,

verschiedene Schwerpunkte können kombiniert werden. Eine Bewertung dieser unterschiedlichen Ansätze ist schwer möglich, da erfahrungsgemäß eine Technik einem betroffenen Kind helfen kann, dem anderen wieder nicht. Wie mit dem Kind eine Veränderung des Sprechablaufes erarbeitet werden kann, wird natürlich auch maßgeblich von dessen Alter bestimmt. Ein dreijähriges Kind benötigt einen viel spielerischen und sehr lustbetonten Ansatz, damit es mit der Therapeutin motiviert an seiner Sprechmotorik arbeitet – während ein achtjähriges Kind natürlich auch noch den Spaß braucht, aber ebenso schon etwas mit direkten Erklärungen und Übungsplänen anfangen kann. Aber nicht nur die Arbeit an den Unflüssigkeiten macht eine vernünftige Therapie aus. Ebenso wichtig ist das Eingehen auf die **allgemeine psychosoziale Befindlichkeit des Kindes und die Therapie der psychischen Reaktionen auf das Stottern,** beides hier als zweite Säule genannt. Dabei kann auf folgende Themen eingegangen werden: auf vorhandene Ängste vor dem Sprechen und besonders angstbesetzte Situationen, auf das Kontakt- und Spielverhalten des Kindes, darauf, wie es Konflikte löst, auf das kindliche Selbstbewusstsein, auf seinen allgemeinen Umgang mit dem Stottern im Moment und auch für den Fall, dass es bleibt, auf seine Frustrationstoleranz, auf seine Beziehungen zu anderen Bezugspersonen, auf eine bessere Störungsbewältigung beim Kind und ebenso bei den Eltern, auf das Erlernen eines selbstsicheren, flexiblen und tabufreien Umgangs mit dem Stottern, auf den Abbau von unangemessenen Reaktionen auf das Stottern, z.b. ein übersteigerter Leidensdruck oder ein Verweigern jeglichen Sprechens. Ebenso ist es wichtig, dass Sie sich als Eltern klar machen, wie ein Kind im Allgemeinen die Sprache sowie das Sprechen übt und erwirbt. Es tut dies im Rollenspiel mit Puppen und symbolisierenden Gegenständen, im Spiel mit anderen Kindern und natürlich im Kontakt zu den Eltern und anderen Bezugspersonen. Beim stotternden Kind ist die Unbeschwertheit solcher Spiele und Gespräche häufig beeinträchtigt. Die Therapeutin wird versuchen, zunächst die spielerische und unbeschwerte Art des Spracherwerbs wiederherzustellen. Sie verschafft dem Kind die Möglichkeit, vorhandene Probleme spielerisch auszuagieren und Lösungsstrategien zu entwickeln. Bedürfnisse, Interessen und diese eigenen Lösungsstrategien des Kindes werden aufgegriffen und in den Therapieprozess integriert. Dies kann im direkten Umgang mit dem Kind geschehen oder indirekt durch Gespräche mit den Eltern. Hier soll herausgefunden werden, welche Möglichkeiten und

Interessen das Kind hat, eigene Fähigkeiten weiterzuentwickeln und Freizeitaktivitäten außer Haus wahrzunehmen, die unter anderem für das sich entwickelnde Selbstbewusstsein notwendig sind.
Als dritte Säule werden die **Beachtung und Therapie der Risikofaktoren** genannt. Risikofaktoren können Mitverantwortung für Entstehen und Aufrechterhaltung von Stottern haben. Vorsicht: Risikofaktoren bitte nicht mit der Ursache des Stotterns verwechseln. Nach momentanem Stand der Forschung liegt die Ursache in einer Bewegungsablaufstörung der Stimmbandmuskulatur aufgrund fehlerhafter Störimpulse aus dem Gehirn, siehe dazu auch die Erklärungen in Kapitel III. „Bedingungshintergründe und Entwicklungsverlauf".
Einige Beispiele möglicher Risikofaktoren: eine allgemeine Sprachentwicklungsverzögerung, motorische Entwicklungsstörungen, ein hoher Grad an Perfektionismus beim Kind, überfordernde Alltagsbedingungen, große Veränderungen wie Kindergartenbeginn oder Geburt eines Geschwisterkindes, hohe Sprechgeschwindigkeit, ungünstiges Zuhörerverhalten, Missbrauch…
So kann es vorkommen, dass im Rahmen der Stottertherapie die vielleicht noch zu fehlerhafte Aussprache oder Grammatikverwendung des

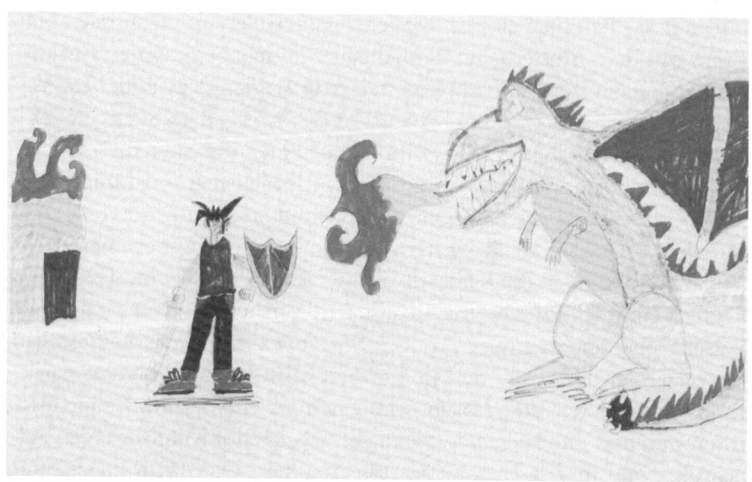

Andy Lee, 9 Jahre
Stottern ist wie ein Kampf gegen einen Dämon.

Kindes mittherapiert wird. Fällt das Kind motorisch auf, kann man eine Ergotherapeutin oder eine Physiotherapeutin hinzuziehen. Bestimmte Auffälligkeiten verlangen eventuell eine psychologische Abklärung, die eine verantwortungsvoll arbeitende Therapeutin dann in Absprache mit den Eltern veranlassen kann. Viele Risikofaktoren können durch die Einbeziehung der Eltern in den therapeutischen Prozess minimiert werden. Je nach Fall und Bedarf sollten Sie als Eltern die Therapiesitzungen beobachtend mitverfolgen können oder durch die Therapeutin kontinuierlich über die gelernten Inhalte informiert oder beraten werden. Nur so können Sie die kindlichen Bemühungen und Veränderungen verstehen, einschätzen und zu Hause im (harten) Alltag unterstützen.

Die Einbeziehung der Eltern hat jedoch nicht nur im Hinblick auf die weitere Entwicklung des Kindes eine Bedeutung, sondern sollte auch unter dem Aspekt der elterlichen Betroffenheit berücksichtigt werden. Das heißt, dass Eltern in der Regel die wichtigsten Bezugspersonen für die Kinder darstellen. Dadurch sind sie in hohem Maße emotional an dem Entwicklungsprozess ihres Kindes beteiligt. Durch das Auftreten von Stottern wird ihr eigenes Gefühlsleben deutlich tangiert.
Jeder Elternteil hat seine eigene Betroffenheit. Diese Betroffenheit resultiert aus der Tatsache, dass sie Mutter oder Vater eines stotternden Kindes sind. Der elterlichen Situation sollte Rechnung getragen werden, indem ihre Ängste, Sorgen und Nöte in Gesprächen aufgegriffen werden. Vielleicht besteht sogar die Möglichkeit, Angebote für Elterngruppen oder einige Beratungsstunden für einen interessierten Elternkreis wahrzunehmen.
Eltern stotternder Kinder sind oft unsicher, wie sie sich verhalten sollten, um ihr Kind optimal zu unterstützen. Auch zu diesem Problem können und sollten die Eltern sich beraten lassen.

Zusammenfassung

Inhalte der Therapie sollten sich grundlegend an der individuellen Entwicklung des Kindes orientieren und unter Berücksichtigung des Alters des Kindes möglichst spielerisch ablaufen. Sprechschwierigkeiten sollten nicht losgelöst von anderen allgemeinen Entwicklungsproblemen gesehen werden. Eltern als wichtigste Bezugspersonen des Kindes sollten über das Geschehen in der Therapie kontinuierlich informiert werden, so dass sie den Veränderungsprozess aktiv mitgestalten können.

9. Wie viel Erfolg hat eine Stottertherapie?

Die Frage nach dem Therapieerfolg ist nicht einfach zu beantworten. Grundsätzlich bestehen bei Kindern die größten Veränderungsmöglichkeiten, indem sich die Symptomatik sehr reduziert oder das Stottern sich ganz verliert. Dies gilt auch noch in einem etwas eingeschränkteren Maße für Kinder bis zur Pubertät, in einigen Fällen sogar bis zum Jugendalter. Unserer Auffassung nach kann keine Therapeutin den Eltern die Garantie geben, dass das Stottern durch die therapeutische Maßnahme geheilt wird. Der Erfolg der Therapie besteht bei einigen Kindern darin, dass sich die Sprechunflüssigkeiten reduzieren, indem sie zum Beispiel eine Technik vermittelt bekommen, durch die sie ihre Sprechunflüssigkeit beeinflussen können und Sprechunsicherheiten und -ängste abgebaut werden.

Diese Erfolge sind sehr wesentlich, da sie verhindern, dass das Stottern für das Kind irgendwann zu einem unüberwindbaren Problem wird. Außerdem unterbinden sie, dass noch nicht vorhandene Sprechängste entstehen oder bestehende Ängste sich weiter verfestigen.

Weiterhin werden andere negative Folgeerscheinungen, wie eine falsche Atmung, die Gewöhnung an den fehlerhaften Sprechablauf und einer damit einhergehenden Gefahr der Verfestigung, unterbunden. Andere Sprachdefizite, die die unflüssige Sprechweise möglicherweise ungünstig beeinflusst haben, können aufgehoben werden.

Es gibt also einen Erfolg und in manchen Fällen auch eine totale Beseitigung des Stotterns. Heute weiß man, dass eine frühe Behandlung des Kindes und/oder eine Beratung der Eltern dafür sehr entscheidend sind. Aufgrund der Vielschichtigkeit des Stotterns kann und darf unserer Ansicht nach ein „Erfolg wie z.B. die Heilung von Stottern in zehn Tagen" nicht versprochen werden.

10. Was zeichnet eine gute Therapie aus?

Maßstäbe für eine gute Stottertherapie sind unserer Meinung nach:

- der Aufbau eines Vertrauensverhältnisses zu dem Kind und den Eltern,

- eine umfassende diagnostische Untersuchung,

- die Anwendung kombinierter Methoden, die sowohl die Sprechweise wie auch die Persönlichkeit des Kindes berücksichtigen,

- das Angebot von „Auffrischungstherapien", auf deren Notwendigkeit, z.B. die ASHA (American Speech-Language-Hearing Association) immer wieder hinweist,

- das kontinuierliche Einbeziehen der Eltern und auch des weiteren Umfeldes (z.B. Kindergarten, Schule) in den therapeutischen Prozess.

Die Art und Weise des Einbeziehens der Eltern muss unter Berücksichtigung der kindlichen Persönlichkeitsentwicklung erfolgen. Es kann im Einzelfall also Unterschiede geben, indem die Stottertherapie z.b. ohne direkte Beteiligung der Eltern durchgeführt wird und die Eltern über Therapieziele und -inhalte kontinuierlich informiert werden. In den meisten Fällen allerdings ist gegen eine direkte Einbeziehung der Eltern nichts einzuwenden, sie ist sogar erwünscht, z.b. wenn für das Kind eine Unterstützung bezüglich eines selbständigeren Verhaltens erforderlich ist oder die Anwendung sprechtechnischer Hilfen im häuslichen Umfeld und damit der Sprechfluss positiv beeinflusst und automatisiert werden kann.

Jutta Cornelißen-Weghake ist gelernte Erzieherin, Dipl. Sozialarbeiterin und Dipl. Pädagogin (akademische Sprachtherapeutin). Sie arbeitet seit mehreren Jahren im Sprachtherapeutischen Ambulatorium der Technischen Universität Dortmund und ist hauptberuflich in einer geriatrischen Klinik (Akutgeriatrie und Frührehabilitation) tätig. Sie ist Mitbegründerin der Kontakt- und Beratungsstelle für Eltern stotternder Kinder in Dortmund und seit über zwanzig Jahren Mitarbeiterin in dieser Beratungsstelle. Außerdem ist Frau Cornelißen-Weghake langjähriges Mitglied der Bundesvereinigung Stotterer-Selbsthilfe e.V.

Oranna Christmann

1. Einleitung

Als Eltern fällt es schwer, sich auf dem Gebiet der vielfältigen therapeutischen Angebote und unterschiedlichen Berufsgruppen, die in der Therapie tätig sind, einen Überblick zu verschaffen. Über 200 unterschiedliche Therapieformen werden zur Behandlung des Stotterns gezählt. Eine vollständige Auflistung wollen wir an dieser Stelle nicht bieten, da sich diese Angebote meist nur hinsichtlich weniger Grundsätze unterscheiden. Wir möchten Ihnen den Einstieg erleichtern, indem wir Ihnen die wesentlichen Behandlungsbausteine vorstellen und erläutern.

Lange Zeit galt in Deutschland – besonders in den alten Bundesländern – der Leitspruch: „Hände weg vom stotternden Vorschulkind". In den Ländern aus dem angloamerikanischen Raum wird dagegen seit vielen Jahren die Wichtigkeit von früher Beratung und Behandlung herausgestellt. Diese Auffassung hat sich auch hier weitgehend durchgesetzt (siehe dazu auch Kapitel V. „Beratung", Absatz 4. „Ab welchem Alter sollte ein Kind eine Stottertherapie machen?"). Wenn sie von Fachleuten individuell für ein Kind als sinnvoll erachtet wird, kann durch eine frühe Therapie der Entwicklungsverlauf erleichtert oder auch bis dahin abgemildert werden, dass das Kind (fast) keine Probleme mit dem Stottern bzw. den Restsymptomen hat. Es ist Aufgabe der Therapeutinnen, zusammen mit dem Kind und seinen Eltern, herauszufinden, was es befähigt, zum fließenden bzw. annähernd fließenden Sprechen zurückzufinden und die erreichte Sprechflüssigkeit aufrecht zu erhalten. Über einige Behandlungsansätze des Stotterns liegen inzwischen Wirksamkeitsstudien vor.

2. Welche Hauptrichtungen lassen sich unterscheiden?

Einteilen lassen sich die Herangehensweisen innerhalb der Stottertherapie in direkte und indirekte Behandlungsansätze. Direkte Behandlungsansätze arbeiten gezielt am gesamten Sprechmuster des Kindes oder setzen am einzelnen Stottersymptom an. Indirekte Behandlungsansätze beziehen sich mehr auf allgemeine Entwicklungs- und Persönlichkeitsmerkmale des Kindes oder beraten ausschließlich die Eltern. Grundsätzlich wichtig ist, dass die Therapie dem jeweiligen Kind angemessen gestaltet wird und die Eltern einbezogen werden. Kombinationen aus allen im Folgenden beschriebenen Behandlungsansätzen sind also möglich.

Direkte Behandlung

- Veränderung des Sprechmusters (Fluency Shaping)

Hiermit ist gemeint, dass die gesamte Sprechweise des Kindes so verändert wird, dass Stottern nicht auftreten kann. Dazu gehören die Bereiche Sprechtempo, Sprechmelodie, Stimmeinsatz und Atmung. Es wird ein ruhiges, leichtes und weiches Sprechen erarbeitet, welches bei konsequenter Anwendung die Stotterrate erheblich verringern kann.

Die Ziele – Verlangsamung des Sprechablaufes und weicher Stimmeinsatz – lassen sich meist auch durch Spiele und Einsatz von Handpuppen erreichen, die ein solches Sprechen erforderlich machen: Die Bärensprache motiviert das Kind, tief, langsam und weich sprechen. Langsame Bewegungen, wie sie beispielsweise bei dem Rollenspiel „Wir landen auf dem Mond" erforderlich sind, führen zu einem verlangsamten Sprechen. Der Phantasie und Kreativität einer Therapeutin sind bei der Vermittlung der Ziele (weicher Stimmeinsatz, Reduzierung der Sprechgeschwindigkeit und Dehnung der Vokale) keine Grenzen gesetzt. Ganz wichtig ist das Sprechvorbild der Behandlerin, das für das Kind und seine Eltern als Modell dienen soll. Auch die Eltern werden meist angeleitet, wie sie die neue Sprechweise in alltäglichen Situationen anwenden können.

- Ausweitung der flüssigen Anteile des Sprechens (auch Fluency Shaping)

Durch verhaltenstherapeutische Verfahren wird das vorhandene spontan flüssige Sprechen des Kindes ausgeweitet. Die Eltern werden in den therapeutischen Sitzungen mit dem Kind angeleitet, wie sie zu Hause die Sprechflüssigkeit durch entsprechende Spiele und positive Verstärkung erweitern können.

Beide Fluency-Shaping-Verfahren haben das Ziel, das Kind zu einer spontanen oder kontrollierten Sprechflüssigkeit zu führen.

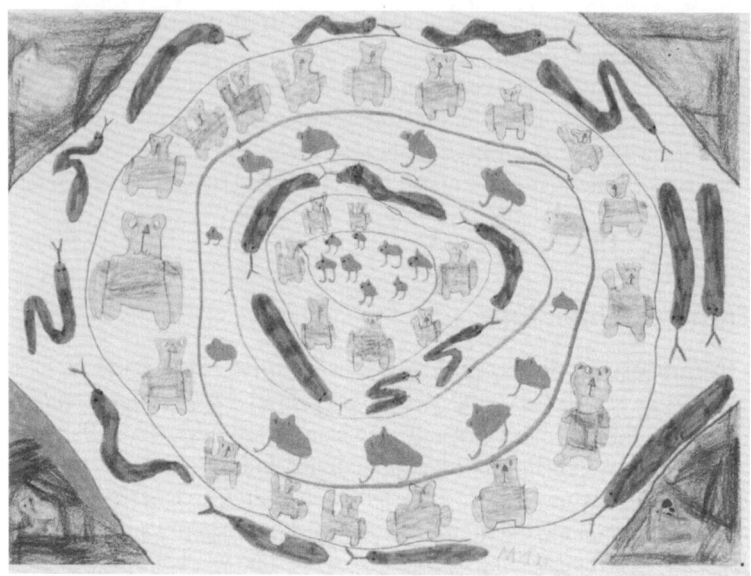

Maximiliane Bamberger, 9 Jahre

- Veränderung am einzelnen Stottersymptom (Stottermodifikation)

Die Idee, die hinter diesem Therapieansatz steht, ist folgende: Das Kind kann bereits flüssig sprechen, man muss ihm nur zeigen, wie es akzeptabler stottern soll. Es ist bei den folgenden Techniken nicht notwendig, das gesamte Sprechmuster zu verändern. Die folgenden Techniken setzen erst dann ein, wenn Stottersymptome auftreten. Während der Therapie soll das Kind beispielsweise lernen, zwischen seinen flüssigen und stotternden Bestandteilen seines Sprechens zu unterscheiden. Über ein Stofftier, das stottert, und einem anderen, das langsam spricht, lassen sich die Gegensätze zwischen Stottern und flüssigem Sprechen kindgerecht darstellen. Bestandteil der Behandlung kann auch sein, durch „Pseudostottern" das eigene Stottern kennen zu lernen und zu verändern. Hierbei lernt das Kind, seine eigenen Stottersymptome willentlich zu produzieren und in dieser stressfreien Situation Möglichkeiten zu üben, sich aus den Blockaden zu lösen. Damit wird auch das Gefühl verändert, dem eigenen Stottern hilflos ausgeliefert zu sein. Die „Stottermodifikation" hat die spontane Sprechflüssigkeit oder ein leichtes, flüssiges Reststottern zum Ziel. Es wird offen über das Stottern gesprochen (Enttabuisierung). Dies wirkt Schamgefühlen entgegen, die einen verstärkenden Einfluss auf die Stottersymptome haben können. Bestehendes Fluchtverhalten (Anstrengungs- und Ankämpfverhalten, Mitbewegungen, Atemauffälligkeiten), das den größten und auffälligsten Teil der Stottersymptomatik ausmachen kann, wird systematisch abgebaut.

Welche Therapeutinnen in Ihrer Umgebung nach der Methode des „Fluency-Shapings" und/oder der „Stottermodifikation" arbeiten, erfahren Sie über die Therapeutenverzeichnisse der BVSS und der Interdisziplinären Vereinigung der Stottertherapeuten e.V. (ivs).

- Technische Hilfsmittel

Vor allem als ein Bestandteil der Fluency-Shaping-Therapien finden technische Hilfsmittel bei älteren Kindern und Jugendlichen mit manifester Symptomatik Anwendung. Grundsätzlich ist zu betonen, dass technische Hilfsmittel innerhalb der Stotterertherapie nur als Unterstützung einer Sprechtechnik dienen sollen. Auch wenn die Reduzierung der Stotterrate unmittelbar erfolgt, hält diese Wirkung nicht überdauernd an. Im weiteren Verlauf der Therapie sollten die Geräte zurückgenommen werden, um zu einer natürlichen Sprechweise zu gelangen. Wenn Apparaturen angewendet werden, dann sind es in erster Linie folgende:

- Verzögerte auditive Rückmeldung (Delayed Auditory Feedback = DAF): Die eigene Sprache wird über einen Kopfhörer zeitverzögert zurückgemeldet.

- Frequenzverschobene auditive Rückmeldung (Frequency-Shifted Auditory Feedback = FAF): Die eigene Sprache wird über einen Kopfhörer höher oder tiefer zurückgemeldet.

- DAF & FAF Kombinationseffekt: Die Kombination aus Zeitverzögerung und Tonlagenveränderung führt zu einem „Chor-Effekt".

- Maskierte auditive Rückmeldung (Masking Auditory Feedback = MAF): Durch Geräusche oder Sinustöne über einen Kopfhörer werden Anfangsblockaden durchbrochen.

- Biofeedback-Computersoftware: über ein Kehlkopfmikrofon werden bestimmte Sprechparameter über den Monitor unmittelbar zurückgemeldet und können so eingeübt werden.

Indirekte Behandlung

- Eltern

Die Beratung der Eltern fällt unter die indirekten Methoden der Stottertherapie. Wie schon erwähnt, war es vor einiger Zeit noch unüblich, mit jungen Kindern direkt zu arbeiten. Man beschränkte sich ausschließlich auf Elternberatungen. Heute wird empfohlen, das Kind therapeutisch zu unterstützen und parallel dazu die Eltern zu beraten und auch aktiv in die Therapie mit einzubeziehen. Denn Stottern besteht ja nicht nur aus den hörbaren Anteilen, sondern auch aus den vielfältigen Problemen, die aus dieser besonderen Art des Sprechens für das Kind selbst und seine Umgebung entstehen. Beratungsinhalte sind z.B. allgemeine Informationen über die Sprachentwicklung des Kindes, der Themenbereich Stottern, sprachfördernde Verhaltensweisen, allgemeine Erziehungshinweise sowie natürlich die Beantwortung der Fragen der Eltern.

Wichtig ist auch, dass Ihnen die Therapeutin ihre Vorgehensweise darstellt, und ebenso, welche Ziele sie damit erreichen möchte. Abgeklärt werden sollte auch, welche Erwartungen Sie als Eltern an die Therapie haben, welche Einstellung Sie gegenüber dem Stottern haben und wie Sie es erleben, dass Ihr Kind stottert. Sinnvoll kann es sein, wenn Filmaufnahmen von Spielsituationen mit Ihnen und Ihrem Kind angefertigt werden, um auf förderliche und weniger förderliche Verhaltensweisen in der Kommunikation aufmerksam zu machen. Eine wichtige unterstützende Rolle können Sie als Eltern spielen: Wenn das Kind im Rahmen des weiter oben beschriebenen direkten Behandlungsansatzes eine andere Sprechweise erlernt, kann es notwendig sein, mit ihm zu Hause Sprechspiele durchzuführen, um die neue Sprechweise einzuüben. Tonaufnahmen von häuslichen Sprechsituationen können wichtig sein, um eine Übertragung einzelner Therapieschritte in die natürliche Umgebung des Kindes zu gewährleisten.

- Kind

Hier steht nicht das Stottern im Vordergrund, sondern Auffälligkeiten, die zusätzlich vorhanden sind oder eine Folge des Stotterns sind.

Bei einer größeren Anzahl von stotternden Kindern lassen sich Verzögerungen in anderen sprachlichen Bereichen wie Ausspracheprobleme, eingeschränkter Wortschatz oder Probleme im Satzbau finden. Hier sollte eine Sprachtherapie auch versuchen, diese Defizite zu beheben, indem das Ausdrucksverhalten im sprachlichen und nichtsprachlichen Bereich – beispielsweise durch Sprach-, Bewegungs- und Rollenspiele – gefördert wird. Stottern stellt für einige Kinder nicht nur ein sprechmotorisches Problem dar. Viele stotternde Kinder zeigen aufgrund ihrer Probleme in Gesprächen mit anderen Kindern und Erwachsenen ein Vermeidungs- und Rückzugsverhalten. Sie gehen nicht mehr zum Bäcker, beteiligen sich nicht mehr am mündlichen Unterricht oder verweigern das Telefonieren. Sie haben Angst, ausgelacht zu werden, oder schämen sich für die Art und Weise ihres Sprechens. Die Einstellung des Kindes gegenüber seinem Stottern und die Art, wie es diese Auffälligkeit verarbeitet, können durch problembezogene Rollenspiele und Gespräche abgebaut werden. Falls angezeigt, können auch Methoden der Kinderspieltherapie angewendet werden. Als Bewältigungsform gegen Stress können Entspannungsübungen wie Autogenes Training, die progressive Muskelentspannung nach Jakobsen, Yoga oder andere Entspannungsverfahren zusätzlich unterstützend angebracht sein.

3. Zusammenfassung

Eine empfehlenswerte Stottertherapie zeichnet sich nicht durch die Verwirklichung aller Bausteine aus. Die Therapeutin sollte abwägen können, was in Ihrem besonderen Fall notwendig ist. Eine wirksame Therapie für alle stotternden Kinder gibt es leider nicht. Für den Einzelfall sollte geprüft werden, welche Therapieelemente Anwendung finden. Dabei stellt eine umfassende Überprüfung des Kindes hinsichtlich seiner sprachlichen, motorischen und geistigen Entwicklung eine Voraussetzung für die Therapie dar. Im günstigsten Fall sind daran Vertreterinnen unterschiedlicher Fachbereiche wie Sprachheilpädagogik/Logopädie, Psychologie, Physiotherapie, Ergotherapie und Medizin beteiligt.
Ob eine Behandlung des Kindes notwendig wird, hängt von mehreren Kriterien ab. Voraussetzung für eine Entscheidung sollte immer eine umfassende Diagnostik sein, die von Fachkräften durchgeführt wird. So ist beispielsweise bei einem Kind, das entwicklungsbedingte Sprechunflüssigkeiten zeigt, in vielen Fällen zunächst keine direkte Therapie notwendig, wohl aber die Beratung der Eltern vor allem dann, wenn diese es wünschen. Zeigt sich im anderen Fall bereits ein beginnendes Stottern, sollte abgewogen werden, ob man das Kind dabei unterstützt, zum fließenden Sprechen zurückzufinden. Die Beratung der Eltern kann auch zunächst genügen. Bei manifestem Stottern ist eine direkte Behandlung des Kindes und Beratung der Eltern in den meisten Fällen angezeigt.
Sollte es der Fall sein, dass die Situation innerhalb der Familie oder auch die Art und Weise, wie innerhalb der Familie miteinander gesprochen

wird, für das Kind belastend ist, sollte eine umfassende Therapie auch darauf eingehen können. Es kann notwendig sein, dass Therapeutinnen verschiedener Fachbereiche Ihr Kind behandeln. Eine Zusammenarbeit der einzelnen Fachbereiche ist dann zu empfehlen.

Von einer medikamentösen Behandlung des Stotterns raten wir derzeit ab, denn es gilt: die Pille gegen Stottern gibt es (noch) nicht.

4. Häufige Probleme innerhalb der Therapie

Nicht jede Therapie läuft so, wie sie im Lehrbuch steht. Es gibt Probleme, die immer wieder auftauchen und die von Beginn an einbezogen werden sollten, um Enttäuschungen und vielleicht einseitige Schuldzuweisungen zu vermeiden. Die im Folgenden aufgeführten Schwierigkeiten kommen häufiger vor:

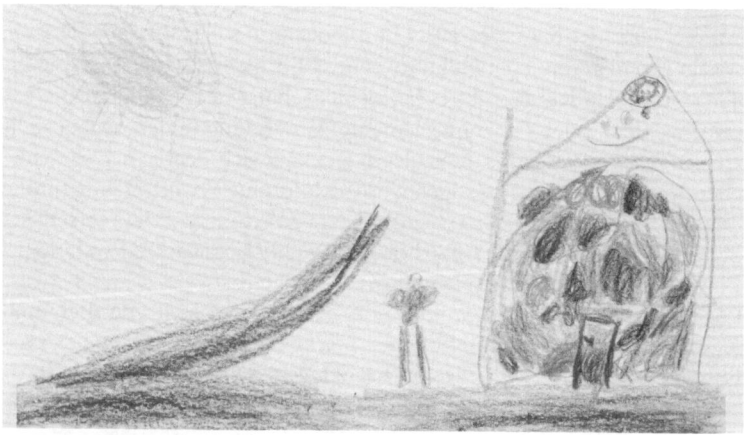

Johannes Schölzel, 5 Jahre

Das Stottern hat sich vom letzten Winter auf dem Dachboden versteckt. Und wenn der Mensch „Wasser" sagen will, stottert er immer dazu. Und eines Tages ging der Mensch auf den Dachboden, weil er hat noch nie das Wort „Stottern" gehört. Und der Mensch hat dann das Wort Stottern gefunden. Weil er den ganzen Dachboden abgesucht hat und dann hat er in den Schrank geguckt und da hat er blaue Augen gesehen und da hat er gewusst, dass das das Stottern war.

Und der Mensch hat sich mit dem Stottern dann befreundet und dann hat das Stottern ihn nie mehr gestört.

Das Kind

- stottert nicht innerhalb der therapeutischen Sitzung,
- wendet die Sprechtechnik nicht in der Spontansprache im Alltag an,
- weigert sich, bewusst an seinem Sprechen zu arbeiten,
- verweigert die Therapie überhaupt oder
- kann die Sprechhilfen nicht anwenden.

Die Eltern

- halten sich nicht an die besprochenen Verhaltenshinweise
- haben Schwierigkeiten bei der Umsetzung der Hausaufgaben
- verschweigen wichtige Informationen oder
- stimmen nicht mit den Zielen oder der Vorgehensweise der Therapeutin überein.

Diese häufigen Probleme lassen sich nur individuell lösen. Darum ist es von so großer Wichtigkeit, dass Sie das Gefühl haben, mit der Fachkraft über diese „Stolpersteine" sprechen zu können, um die Hintergründe aufzudecken und Lösungen zu finden. Ob eine Therapeutin qualifiziert ist, zeigt sich auch daran, wie sie auf die oben beschriebenen Probleme eingeht.

5. Ergänzende Therapiemöglichkeiten

Psycho- oder Familientherapie

Für viele Psychologinnen bzw. Kinder- und Jugendtherapeutinnen ist Stottern Ausdruck eines tiefer liegenden Problems. Sie versuchen in ihrer Behandlung, diesem Problem auf den Grund zu kommen und es mit kindgerechten Materialien aufzuarbeiten. Ihre Annahme ist, verkürzt gesagt, folgende: Das Stottern hört dann auf, wenn das seelische Problem, das im Kind selbst oder seiner Familie liegen kann, gelöst ist. Wissenschaftliche Befunde weisen aber darauf hin, dass seelische Anteile allein Stottern nicht verursachen können. Eine körperliche Anfälligkeit zur Entwicklung von Unflüssigkeiten muss aller Wahrscheinlichkeit nach vorhanden sein. Daraus folgernd lässt sich behaupten, dass die Lösung möglicherweise bestehender seelischer oder familiärer Konflikte allein in vielen Fällen nicht ausreichend ist, damit Kinder zum stotterfreien Sprechen zurückfinden. Bei manifestem Stottern sollte eine direkte Behandlung zusätzlich erfolgen. Auch ist nicht bei jedem stotternden Kind von schwerwiegenden seelischen Problemen auszugehen. Wann kann Psychotherapie notwendig sein? Die Notwendigkeit von Psycho- bzw. Familientherapie ist also nicht allein schon deshalb gegeben, weil das Kind stottert. Sollte das Kind selbst jedoch übermäßig unter seinen Symptomen leiden oder Sie als Eltern keinen angemessenen Umgang damit finden, kann eine Psycho- bzw. Familientherapie empfehlenswert sein. Selbstverständlich können außer dem Stottern noch andere seelisch-körperliche Auffälligkeiten vorherrschen. Hier empfiehlt es sich, im Grunde unabhängig vom Stottern zu überlegen, ob eine psycho- bzw. familientherapeutische Behandlung notwendig wird. Eine genaue, vielseitige Diagnose kann hier sehr hilfreich sein, um notwendige Behandlungsbausteine festzulegen.

Therapien zur Förderung der körperlichen und geistigen Entwicklung
Ergebnis einer umfassenden Untersuchung beim Kind kann auch die Feststellung einer allgemeinen Entwicklungsverzögerung sein. Dabei kann es sich um die sprachliche, motorische und geistige Entwicklung handeln. Je nach Ausprägung der festgestellten Auffälligkeiten können weitere Therapien angezeigt sein. Auch wenn diese nicht unmittelbar das Stottern betreffen, so kann die Stärkung des Kindes in anderen Entwicklungsbereichen sich günstig auf die Entwicklung der Sprechflüssigkeit auswirken. Bekannte Therapierichtungen sind z.B. Krankengymnastik, Psychomotorik, Heilpädagogik, Ergo- bzw. Beschäftigungstherapie oder die sensorische Integrationstherapie.

Alternative Therapiekonzepte
An dieser Stelle möchten wir auf Therapiekonzepte eingehen, auf die wir immer wieder von Eltern angesprochen werden. Alternative Behandlungsmöglichkeiten finden immer dann Zuspruch, wenn die Schulmedizin keine sichere Antwort auf ein Problem weiß.
Es werden uns häufig Fragen nach der Wirksamkeit von Hypnose gestellt. Verschiedene Boulevardblätter und TV-Sendungen berichten von Erfolgen bei den unterschiedlichsten Erkrankungen. Uns liegen bisher aber keine eindeutigen Erkenntnisse vor, die belegen, dass durch Hypnose das Stottern langfristig verringert wird. Bei jeder Fachkraft, die ausschließlich Verfahren aus dem Bereich Hypnose für die Behandlung Stotternder anwendet, ist große Vorsicht geboten.

Auch alternative Behandlungsansätze wie Akupunktur, Bachblütentherapie etc. sind nicht als Ersatz für eine Stotterertherapie anzusehen. Sie können die Allgemeinbefindlichkeit des Kindes steigern, ersetzen aber keinesfalls eine spezifische Stottertherapie.

6. Abschließende Hinweise

Wir haben Ihnen einen Überblick über die bekanntesten und am häufigsten angewendeten Möglichkeiten innerhalb der Stottertherapie bei Kindern gegeben. Folgende Punkte bitten wir bei der Auswahl und der Beurteilung einer Stotterertherapie für Kinder zu beherzigen:

- Die Spontanheilungsquote im Vorschulalter ist sehr hoch. Was dazu beiträgt und über welchen Zeitraum sich die „Heilung" hinzieht, ist von Kind zu Kind unterschiedlich.

- Eine umfassende Diagnose sollte jeder Behandlung vorausgehen.

- Die Auswahl der Bausteine wird von der Ausprägung des Stotterns bestimmt, der Ausbildung der Therapeutin und der Persönlichkeit des Kindes.

- Ob und wie sich die Stottersymptome ausweiten, ist von vielen Faktoren abhängig, die durch eine Therapie allein nicht immer beeinflussbar sind.

- Die Therapie von Kindern im Vorschulalter sollte zum Ziel haben, die Ausprägung der Symptome zu verringern bzw. ihre Ausweitung zu verhindern und Risikofaktoren für die Sprachentwicklung aufzudecken und abzumildern.

- Die Therapie sollte für das Kind und seine Eltern nicht belastender sein als das Stottern selbst.

- Bevor Sie sich für eine Therapie entscheiden, machen Sie sich selbst ein Bild von der Therapeutin und dem Therapieangebot (Unterstützung bei der Suche nach einer Stottertherapie bzw. -therapeutin erhalten Sie auch von der Bundesvereinigung Stotterer-Selbsthilfe e.V.).

- Einer gut gestalteten Beziehung zwischen Therapeutin, dem Kind und Ihnen, seinen Eltern, kommt neben der fundierten fachlichen Qualifikation der Fachkraft eine entscheidende Bedeutung zu.

Bettina Helten und Ulrike Sick

1. Was ist Poltern?

Arbeitet man als Therapeutin mit stotternden Kindern, Jugendlichen und auch Erwachsenen, kommt man am „Phänomen" Poltern nicht vorbei. Häufig treten Stottern und Poltern bei ein und derselben Person auf. Wenn Sie Ihrem Kind beim Sprechen zuhören, beobachten Sie vielleicht folgendes:

• Es verschluckt ganze Silben und Wörter.

• Es spricht entweder durchgehend sehr schnell, oder seine Sprechgeschwindigkeit schwankt unregelmäßig zwischen normal und sehr schnell.

• Es spricht so undeutlich, dass andere oft nachfragen müssen, was das Kind denn nun gesagt hat. Möglicherweise hat Ihr Kind auch in der Schule oder im Kindergarten deshalb Schwierigkeiten.

• Das Sprechen ist inhaltlich unstrukturiert, der „rote Faden" fehlt, so dass auch deswegen das Gesagte inhaltlich schwer verständlich sein kann.

Unabhängig davon, ob Ihr Kind ausschließlich die soeben beschriebenen Sprachprobleme zeigt oder ob diese zusätzlich neben dem Stottern vorkommen: wenn Sie sich aus diesen Gründen fachlichen Rat einholen, fällt wahrscheinlich das Wort „Poltern".

Wenn Fachleute ein Poltern beschreiben, finden sich folgende Aussagen:

• Beim Sprechen werden Laute und Silben ausgelassen, miteinander verschmolzen oder verändert, wodurch das Gesprochene unverständlich wird. Das Kind sagt z.B. „kach fensn" statt „kann ich fernsehen".

• Dies alles geschieht bei einem sehr hohen oder irregulär schwankendem Sprechtempo.

- Zusätzlich zeigen sich oft dem Stottern ähnliche Unflüssigkeiten in Form von Wiederholungen von Buchstaben, Silben, Wörtern oder Satzteilen, seltener auch von einzelnen Lauten. Diese Unflüssigkeiten hören sich beim Poltern jedoch spannungsfrei an.

- Weiterhin können beim Kind manchmal auch Störungen in folgenden Bereichen gefunden werden: wie das Kind Gehörtes wahrnimmt und verarbeitet, wie lange es aufmerksam sein kann, wie es seine „Sätze baut", wie groß der Umfang seines Wortschatzes ist oder wie das Kind allgemein seine Sprache strukturiert.

Poltern ist eine vergleichsweise wenig wissenschaftlich untersuchte Störung, die allerdings zunehmend ins wissenschaftliche Interesse rückt. Sie wird den Redeflussstörungen zugeordnet, ist mehr oder weniger gewichtet aber auch eine Sprech- und/oder Sprachstörung. Poltern ist keine psychische Störung. Es ist von einer erblichen Veranlagung auszugehen. Jungen sind häufiger betroffen als Mädchen. Genaue Ursachen von Poltern sind noch nicht hinreichend erforscht. Nach dem derzeitigen Wissensstand wird im weitesten Sinn von einem neurologischen Defizit ausgegangen. Gleichwohl ist Poltern eine Störung, die mit einer qualifizierten Sprachtherapie behandelt werden kann.

Durch eine hohe Geschwindigkeit beim Sprechen werden sehr wahrscheinlich alle Arten von Unflüssigkeiten begünstigt: sowohl die spannungsarmen Unflüssigkeiten des Polterns als auch die spannungsreichen Unflüssigkeiten des Stotterns.

Ein Stottern lässt sich oft schon gut im Alter von zwei Jahren diagnostizieren. Das ist beim Poltern nicht so. Allerfrühestens im Alter von vier Jahren lässt sich zum Poltern eine diagnostische Aussage machen. Andere Fachkräfte sagen, dass erst ab acht oder neun Jahren eine gesicherte Diagnose möglich ist.

Bei einer Diagnostikstunde zu Poltern sollte immer wenigstens orientierend auch in Richtung Stottern untersucht werden – und anders herum.

2. Kurzdarstellung möglicher Inhalte einer Poltertherapie

Da sich die Therapie des Polterns sehr nach den speziellen Problemen des betroffenen Kindes richtet, wird sie von der erfahrenen Poltertherapeutin für jedes Kind ganz speziell und individuell zusammengestellt. Dabei kann es um folgende Inhalte gehen:

- Elternberatung und intensives Einbeziehen der Eltern in die Therapie
- Motivation des Kindes
- Training der eigenen Wahrnehmung des Symptoms „Poltern"
- Reduzierung des Sprechtempos
- Betonung, Sprechpausen, Sprechatmung
- Satzbau
- Sprachliche Strukturierung
- Deutlichkeit der Aussprache
- Kommunikation
- Aufmerksamkeitstraining

Hat das Kind neben dem Poltern auch ein Stottern, müssen beide Störungen im Therapiekonzept sinnvoll berücksichtigt werden.

3. Poltern und Familie

Abschließend werden einige Anregungen zum Umgang mit Poltern im Familienleben vorgestellt.
Diese Hilfestellungen können keine Therapie ersetzen. Sie sollten während einer Therapie genau besprochen und durch die entsprechenden Fachkräfte professionell begleitet werden.

→ Therapeutinnen liefern Ihnen wertvolle Sachinformationen zum Poltern. Dadurch können Sie Ihr polterndes Kind besser annehmen und Ihre eigenen Schuldgefühle abbauen. Schon diese zwei Aspekte bringen allgemeine Erleichterung in die Familienkommunikation.

→ Ertappen Sie sich als Eltern manchmal dabei, dass sich beim Umgang und Reden mit Ihrem Kind alles nur noch um das schlechte Sprechen dreht? Haben Sie den Mut, die positiven Seiten Ihres Kindes neu zu entdecken! Diese können im sprachlichen Bereich liegen, aber genauso gut auch nichtsprachliche Bereiche betreffen: „Sie sprach gestern mit einem kleinen Kind sehr gut verständlich", „Als er mir diese Aufgabe erklärte, habe ich alles gleich verstanden", „Wie gut sie mittlerweile turnen kann", „Für diese knifflige Aufgabe saß er lange hochkonzentriert am Tisch und hat sich bis zur Lösung eisern durchgebissen", „Er ist Klassensprecher geworden", „Wie prima er sich um den Hund gekümmert hat, als wir weg waren". Erweitern Sie also Ihre Sichtweise weg vom Problem hin zu den Kompetenzen. Das steigert das Selbstwertgefühl Ihres Kindes.

→ Sprechen Sie möglicherweise selbst oft zu schnell, undeutlich oder unstrukturiert? Ihr schnelles Sprechtempo kann dazu führen, dass auch Ihr Kind schneller spricht, was die Poltersymptome verstärkt. Suchen Sie nach Faktoren, die ihr Sprechtempo zusätzlich erhöhen, z.B. lang anhaltender Zeitdruck oder Ärger? Beobachten Sie sich, wann Sie besonders schnell sprechen und erarbeiten Sie Strategien, Ihr Sprechtempo in diesen Situationen zu verändern. Sie können auch dann ausdrucksstark und lebendig sprechen. Üben Sie sich auch im gelasseneren Umgang in stressigen (Gesprächs-)Situationen und versuchen Sie, so wenig Zeitdruck wie möglich an Ihr Kind weiterzugeben. Bezüglich des undeutlichen und unstrukturierten Sprechens sollten Sie lernen, das an sich zu bemerken. Wenn es in der Unterhaltung mit dem polternden Kind vorkommt, sprechen Sie offen an, dass Sie gerade viel zu chaotisch geredet haben und es deshalb gleich noch mal weniger chaotisch versuchen werden. Solch ein offener, tabufreier Umgang mit diesem Problem imponiert den Kindern und verhindert, dass sie sich möglicherweise zurückziehen. Es kann Ihr Kind auch motivieren, seine eigenen Symptome verändern zu wollen.

→ Sind Sie als Mutter oder Vater selbst vom Poltern betroffen? Poltertherapie ist auch im Erwachsenenalter noch möglich und sinnvoll.

Auch wenn Sie engagiert und intensiv Ihr Kind bei der Therapie begleiten und zu Hause mit ihm üben, kann das schon gute Auswirkungen auf Ihr eigenes Sprechen haben.

→ Wenn Sie mit Ihrem Kind sprechen und nur wenig verstehen, dann teilen Sie ihm mit, welche Inhalte Sie sicher verstanden haben, und erschließen sich den Rest durch Fragen. Zeigen Sie, dass Sie wirklich interessiert sind an dem, was Ihr Kind zu sagen hat. Können Sie es beim besten Willen nicht verstehen, sagen Sie ihm auch das und schlagen vor, es später nochmals zu versuchen. Täuschen Sie kein Verstehen vor – Ihr Kind wird enttäuscht und unsicher sein, wenn es dies bemerkt.

→ Aufforderungen an das Kind, langsamer zu sprechen, bringen keinen dauerhaften Erfolg und sind für das Kind sehr frustrierend.

→ Es ist erlaubt, das Kind zu unterbrechen, wenn Sie es nicht verstehen können, dies aber wollen, um ehrliches Interesse am Gesagten zu zeigen. Dann müssen Sie Ihr Kind z.B. mit einer Verständnisfrage unterbrechen, um am Ball zu bleiben.

→ Jeder ist manchmal ungeduldig mit seinem Kind – egal ob es poltert oder nicht. Ungeduld aufgrund des Polterns kann sich negativ auf das Sprechen Ihres Kindes auswirken. Versuchen Sie mit dem Wissen, dass Ihr Kind Sie mit seinem Poltern nicht ärgern oder provozieren möchte, in diesen Situationen gelassener zu werden. Im akuten „Ungeduldsanfall" können z.B. mit der Therapeutin erarbeitete „Beruhigungsformeln" helfen.

→ Durch Geschwister und Eltern ergibt sich in der Familie eine gewisse Sprechkonkurrenz, die es z.B. beim gemeinsamen Essen für das polternde Kind schwer macht, mit Pausen und langsam zu sprechen. Wenn verbale Aufforderungen zum Ausreden und Zuhören nicht funktionieren, kann eine Strukturierung der Gespräche mit einem kleinen Gegenstand hilfreich sein. Beispielsweise darf derjenige sprechen, der einen „Redestein" in der Hand hält, alle anderen hören zu.

→ Kindergarten und Schule sollten über das Poltern des Kindes informiert werden. Bei Bedarf müssen mit Lehrerinnen und Erzieherinnen Strategien zum besseren Umgang mit dem Poltern erarbeitet werden, damit das Kind seine Fähigkeiten optimal entfalten kann. Dafür ist eine gute Zusammenarbeit zwischen Kind, Einrichtung und Eltern eine wichtige Grundlage.

Ulrike Sick ist Dipl.-Logopädin, Dozentin und Seminarleiterin für Redeflussstörungen mit Schwerpunkt Poltern und war zuletzt als wissenschaftliche Mitarbeiterin und Logopädin im Klinikum der Goethe-Universität Frankfurt am Main mit Schwerpunkt Phoniatrie und Pädaudiologie tätig. Sie hat drei Kinder und ist Verfasserin des Buches „Poltern, Theoretische Grundlagen, Diagnostik, Therapie". Thieme Verlag Stuttgart 2004.

Kerstin Weikert

Liebe Eltern,

die meisten von Ihnen machen sich sicher große Sorgen um Ihr Kind. Viele von Ihnen werden möglicherweise von einem Fachmann zum nächsten gegangen sein. Vielleicht hat Ihr Kind bereits mehrere Therapien gemacht und vielleicht wurde Ihnen auch schon zu einer Familien- bzw. Psychotherapie geraten. Unter Umständen mussten Sie feststellen, dass Ihr Kind trotz allem, was Sie unternommen haben, und trotz allem, was Sie ausprobiert haben, immer noch stottert.

Vielleicht haben Sie gehofft, dass sich das Stottern Ihres Kindes verliert oder man hat Ihnen gesagt, dass sich die Sprechunflüssigkeiten mit der Zeit auswachsen würden. Möglicherweise denken Sie, dass dieser Zeitpunkt doch langsam erreicht sein müsste. Unter Umständen leiden Sie auch unter Schuldgefühlen, weil Sie meinen, bisher zu wenig unternommen zu haben. Oder Sie denken, dass Sie sich in der Erziehung Ihres Kindes falsch verhalten haben und dass es deshalb stottern würde. Ganz sicher war jeder Schritt, den Sie unternommen haben, mit vielen Hoffnungen verbunden. Vielleicht haben Sie auch schon resigniert, weil bisher keine Maßnahme den gewünschten Erfolg gebracht hat. Bestimmt fragen Sie sich jetzt: Warum ist dies so? Warum stottert ausgerechnet mein Kind? Wann geht es endlich weg? Um diese Fragen ausreichend beantworten zu können, werden im Folgenden nochmals einige Fakten zum Stottern zusammengefasst. Eine ausführliche Beschreibung dieser Punkte finden Sie in den Kapiteln II. „Stottern" und III. „Bedingungshintergründe und Entwicklungsverlauf".

Stottern ist im Kern eine körperlich bedingte Funktionsstörung, die dazu führt, dass die Sprechflüssigkeit unterbrochen und manchmal auch blockiert wird. Basis der Funktionsstörung ist eine Veranlagung (Disposition). Diese Disposition ist eine notwendige Voraussetzung dafür, dass Stottern auftreten kann.

Kinder machen zwar während der Sprachentwicklung eine Phase unflüssigen Sprechens durch, doch dürfen diese entwicklungsbedingten Sprechunflüssigkeiten nicht mit Stottern verwechselt werden. Nur zirka vier bis fünf Prozent aller Kinder zeigen tatsächlich Symptome, die dem Stottern zuzurechnen sind. Von diesen verlieren die meisten (zirka 70 bis 80 Prozent) ihr Stottern bis zum jungen Erwachsenenalter wieder. Je älter ein Kind wird und je länger die Stottersymptome anhalten, desto unwahrscheinlicher wird es, dass das Stottern vollkommen verschwindet. Bei einem geringen Teil der Kinder bleibt das Stottern bestehen. Es wird geschätzt, dass zirka ein Prozent der erwachsenen Bevölkerung stottert. Bisher gibt es keine Belege dafür, dass das Stottern durch eine Therapie oder irgendeine andere Maßnahme verhindert werden kann. Es gibt aber viele Hinweise darauf, dass die Ausprägung und Stärke der Sprechunflüssigkeiten (und auch der Begleitsymptome) durch therapeutische Maßnahmen abgemildert werden kann.

Stottern besteht – wenn es zum Problem geworden ist – aus zwei Hauptebenen:

• den Sprechunflüssigkeiten und

• den psychischen und sozialen Problemen, die im Laufe der Zeit daraus erwachsen können.

Die psychischen und sozialen Probleme, die sich um die Sprechunflüssigkeiten herum entwickeln können (siehe Kapitel II. „Stottern"), sind „Kann-Faktoren", das heißt sie können, müssen aber nicht auftreten. Die Art und Weise wie jemand stottert, wie er lernt damit umzugehen, was er sich zutraut und wie er seine Fähigkeiten einschätzt, hängt in hohem Maße von den persönlichen Erfahrungen ab. Damit durch das Stottern kein negativer Entwicklungsprozess in Gang gesetzt wird und stotternde Kinder eine unbefangene Einstellung zu ihrem Sprechen bekommen bzw. behalten, brauchen sie viele positive Erfahrungen. Sie müssen lernen, sich mit bzw. trotz ihrer Sprechunflüssigkeiten sprachlich mitzuteilen. Hierbei brauchen Kinder Unterstützung durch ihre Eltern, Großeltern, Erzieherinnen, Lehrerinnen und auch Therapeutinnen.

Stotterndes Sprechen muss keine Behinderung darstellen, weder für das Kind noch für die Zuhörenden. Das stotternde Sprechen und auch die damit einhergehenden Probleme sind in hohem Maße veränderbar. Stottern ist an sich nichts Negatives und Schamvolles, sondern es wird erst durch die gesellschaftlichen Normvorstellungen dazu gemacht. Dies gilt es zu verhindern. Viele berühmte Menschen, wie die Leinwandgrößen Marilyn

Monroe und Bruce Willis, der Politiker Winston Churchill, der Komiker Rowan Atkinson alias Mr. Bean oder der Musiker John Larkin, bekannt als Scatman John, haben gestottert bzw. stottern noch und haben trotzdem ihren Weg gefunden und sich in ihren Lebensplänen nicht davon behindern lassen.

Im Folgenden soll versucht werden, einige Ihrer Fragen zu den Themen Störungsbewusstsein, Therapie, Schule, Studium und Beruf zu beantworten.

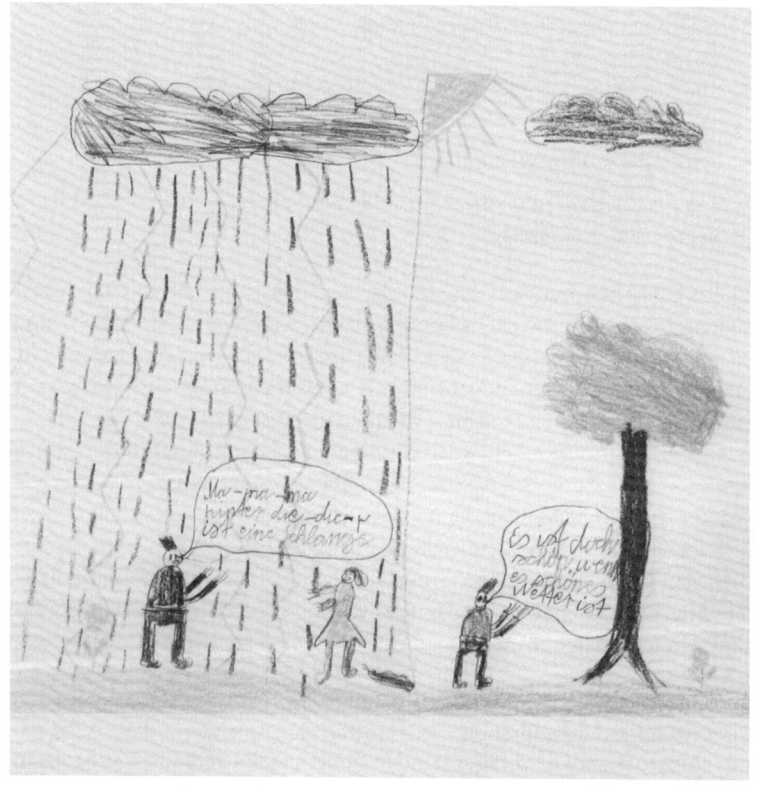

Njejos Gavrilovic, 8 Jahre
Wenn ich stottere, stürmt es für mich. Wenn ich flüssig spreche, dann scheint für mich die Sonne.

Störungsbewusstsein
Sollen Eltern mit ihrem Kind über das Stottern sprechen?
Kann sich durch das Reden über das Stottern bei dem Kind
ein Störungsbewusstsein entwickeln?

Viele Eltern denken, dass es besser sei, nicht mit ihrem Kind über das Stottern zu sprechen. Sie meinen, dass es das Kind zu sehr belasten würde. Einige befürchten gar, dass sich dadurch erst recht ein Störungsbewusstsein bilden und als Folge dessen das Stottern weiter zunehmen könnte. Anderen Eltern fällt es sehr schwer, die richtigen Worte zu wählen. Sie wissen nicht, wie sie mit ihrem Kind über das Stottern sprechen sollen. Aus diesen Gründen ist das Stottern in vielen Familien immer noch ein Tabuthema.

Für stotternde Kinder hat es eine große Bedeutung, wenn ihre Eltern mit ihnen über das Stottern reden. Manchmal reicht es auch, wenn Eltern signalisieren, dass sie mitbekommen, dass ihr Kind hin und wieder Probleme mit dem Sprechen hat (siehe auch Kapitel IV. „Eltern"). Jedes Kind ist natürlich anders und hat ein unterschiedlich großes Bedürfnis seine Sorgen anderen mitzuteilen. Versuchen Sie, das Stottern zu einem „normalen" Thema zu machen. Sprechen Sie mit Ihrem Kind über das Stottern, wie Sie mit ihm auch über andere Probleme reden. Hat Ihr Kind eine Erkältung, hat es sich weh getan oder hat es Kopfschmerzen, dann werden Sie Ihr Kind auch fragen, wie es sich fühlt und wie es ihm geht. Es hilft Kindern zu wissen, dass das Stottern etwas ist, worüber man, wie auch über andere Dinge, ganz normal reden kann. Nehmen Sie Ihr Kind ernst, wenn es von sich aus dieses Thema anspricht oder nachfragt. Vielleicht hat es eine Situation erlebt, in der es ängstlich oder traurig wegen des Stotterns war. Kinder sollten wissen, dass sie mit ihren Eltern über alles sprechen können, auch wenn diese nicht immer direkt eine Lösung für die Probleme haben.

Kinder sind sehr sensibel dafür, wenn versucht wird „etwas" vor ihnen zu verheimlichen oder zu verschweigen. Sie leiden, wenn sie das Gefühl haben, dass etwas mit ihnen nicht stimmt und ihre Eltern nicht sagen wollen, worin das Problem eigentlich besteht. Das Nicht-Reden, das Schweigen vergrößert das Problem. Kinder machen sich ihre ganz eigenen Gedanken und Sorgen. Insbesondere dann, wenn das Stottern schon über einige Jahre besteht und das Kind schon längere Zeit in Therapie ist.

Manche denken, dass es etwas ganz besonders Schlimmes sein muss, was sie haben, wenn nicht einmal ihre Eltern mit ihnen darüber reden wollen. Über das Stottern reden, hilft es zu enttabuisieren! Gespräche können entlasten, und sie helfen, die entstandene Situation zu entspannen. Eltern zeigen ihren Kindern damit, dass sie sich für ihre Sorgen und Nöte interessieren und sie nicht alleine damit lassen.

Die meisten stotternden Kinder merken irgendwann, dass sie anders sprechen als andere Kinder. Einige können ihre Sprechschwierigkeiten sehr genau beschreiben. Manche Kinder sind in diesem Stadium noch sehr jung. „Immer wenn ich anfange zu sprechen, geht es nicht weiter." Möglicherweise wird Ihr Kind Sie fragen, warum dies so ist. Erklären Sie Ihrem Kind, dass Menschen verschieden sind und sich auch ihr Sprechen unterschiedlich anhört. Machen Sie Ihrem Kind deutlich, dass es nicht so wichtig ist, wie es spricht. Entscheidend ist, dass es spricht und lernt, all die Dinge zu sagen, die es sagen möchte.

Ambulante – stationäre Therapien
Welche Therapieform bietet die besten Erfolgsaussichten?

Am häufigsten werden Therapien ambulant, also in einer Praxis durchgeführt. In der Regel kommen die Kinder ein- bis zweimal wöchentlich in die sprachtherapeutische oder logopädische Praxis zur Therapiestunde. In diesem Rahmen werden auch Beratungsgespräche für die Eltern angeboten. Meistens ist dieses Angebot ausreichend, um sowohl dem Kind als auch den Eltern helfen zu können. In schwerwiegenden Fällen können stationäre Therapien insbesondere für ältere Kinder und Jugendliche eine gute Alternative und/oder Ergänzung zur ambulanten Therapieform sein. Der Vorteil stationärer Therapien liegt unter anderem darin, dass viel mehr Therapiezeit zur Verfügung steht. Dadurch bieten sie gute Voraussetzungen zur Veränderung des Stotterns und zum Erlernen einer Sprechtechnik.

Ob eine stationäre Therapie für ein Kind in Frage kommt, hängt vom Einzelfall und der persönlichen Situation des Kindes ab, beispielsweise ob das Kind unter starken Trennungsängsten leiden würde.

Neben der Frage, ob eine ambulante oder eine stationäre Therapie die besten Rahmenbedingen anbietet, ist zu fragen, ob sich die behandelnden Therapeutinnen mit dem Stottern gut auskennen und – bestenfalls – sogar auf diesen Bereich spezialisiert sind (zu Therapiemöglichkeiten siehe Kapitel V. „Beratung" und VI. „Therapie").

Viele Therapien – kein Erfolg
Wann stellt sich endlich ein Erfolg ein?
Stottern – ein hoffnungsloser Fall?

Gute Therapien zeichnen sich unter anderem dadurch aus, dass die Eltern in die Therapie eingebunden werden und die Therapieinhalte transparent sind. Elterngespräche sind von daher ein wesentlicher Bestandteil der Therapie. Grundlage einer Therapie ist eine ausführliche Diagnose über die vorhandenen Probleme. Erst dann kann nach Lösungswegen gesucht werden.

Es ist sinnvoll, therapeutische Hilfe möglichst früh in Anspruch zu nehmen, damit Eltern die Möglichkeit haben, ihre Ängste und Sorgen zu besprechen und ihre Unsicherheit im Umgang mit dem Stottern abzubauen. Allerdings können Therapeutinnen auch keine Wunder vollbringen. Veränderungen brauchen Zeit. Es ist immer abzuwägen, ob eine Therapie in Anspruch genommen wird oder nicht. Manchmal machen sich Eltern große Sorgen um ihr Kind, während ihr Kind mit dem Stottern gut zurecht kommt und keine Probleme hat. Hier kann eine Beratung der Eltern besser helfen als eine Therapie des Kindes.

Meist ist es nicht sinnvoll, über Jahre hinweg, ohne eine Pause, von einer Therapiestelle zur nächsten zu gehen und immer neue und bessere Hilfen zu erwarten. Aber auch wenn eine Therapie sehr gut läuft und sich Eltern und Kind gut aufgehoben fühlen, können Therapiepausen eine Bedeutung für die Entwicklung des Kindes haben. In diesen Pausen können Kinder und Eltern testen, ob sie auch ohne Therapie gut zurecht kommen, und sie haben Zeit, das Gelernte in Ruhe umzusetzen.

Wann eine Therapie als erfolgreich angesehen wird und was der Einzelne als Therapieerfolg wertet, kann von Fall zu Fall sehr unterschiedlich sein. Überlegen Sie sich als Eltern, worin für Sie und Ihr Kind ein Erfolg oder

Misserfolg liegt. Besteht Erfolg darin, dass Ihr Kind flüssig spricht oder dass Ihr Kind ungezwungen und frei mit anderen spricht oder beides zusammen? Oder? Oder? Vielleicht stottert Ihr Kind zurzeit noch und dies macht Sie unruhig oder traurig. Vielleicht ist Ihr Kind aber trotzdem selbstbewusst und hat gelernt, mutig zu sein und alles zu sagen, was es sagen möchte. Vielleicht kommt Ihr Kind durch die Therapie besser in der Schulklasse zurecht und traut sich mehr zu. Vielleicht hat Ihrem Kind die Therapie auch einfach Spaß gemacht und es erlebt dadurch sein Sprechen viel ungezwungener. Auch diese Errungenschaften können als Erfolg angesehen werden, weil sie Ihrem Kind für den Alltag von hohem Nutzen sein können.

Nehmen Sie sich Zeit für Ihre Entscheidungen und erkundigen Sie sich vorher umfassend. Die Bundesvereinigung Stotterer-Selbsthilfe e.V. bietet hierfür vielfältige Möglichkeiten. Sie veröffentlicht Fachliteratur und Informationsmaterialien, sie bietet persönliche Beratungen an, vermittelt Kontakte zu Selbsthilfegruppen und organisiert Elternseminare, bei denen sich Eltern stotternder Kinder untereinander austauschen können.

Schule
Welche Schule ist für ein stotterndes Kind die beste Schule?
Können in der Schule Probleme auftreten?

Ein Kind sollte grundsätzlich die Schule besuchen, die seinen Fähigkeiten und Leistungen angemessen ist. In den meisten Fällen besuchen stotternde Kinder zunächst die Regelgrundschule. Eine Einschulung in eine Förderschule mit dem Förderschwerpunkt Sprache sollte nur in Ausnahmefällen erwogen werden. Beispielsweise, wenn das Kind insgesamt Probleme in der Sprachentwicklung (Aussprache-, Grammatik- oder Wortschatzprobleme) hat oder aufgrund des Stotterns gravierend beeinträchtigt erscheint und man zu dem Schluss kommt, ein Kind in dieser Schulform besser fördern zu können. Nach der Grundschule können stotternde Kinder jede Schulform besuchen, die ihren Leistungen entspricht. Trotz des Besuchs der Regelschule brauchen stotternde Kinder in der Schule Lehrerinnen und Bezugspersonen, die sich in ihre Lage versetzen können und ihre möglichen Sprechschwierigkeiten ernst nehmen. Nur in diesem Fall können – gemeinsam mit dem Kind – gezielte und effektive Hilfen entwickelt werden. Lehrerinnen fühlen sich im Umgang mit stotternden Schülerinnen häufig unsicher und wissen wenig über die Hintergründe des Stotterns. So verstehen sie möglicherweise nicht, warum ein Kind im Unterricht stottert, aber auf dem Pausenhof mit seinen Mitschülerinnen nicht. Vielfach wird von Lehrerinnen das Stottern auch gar nicht als solches erkannt. Auch die Probleme, die damit einhergehen können, sind für sie nicht immer direkt nachvollziehbar. Damit Kindern ihr sprachliches Verhalten nicht als Nicht-Wollen ausgelegt wird, wo ein Nicht-Können dahinter steht, ist die Aufklärung über das Stottern ein wichtiger Meilenstein, um die Situation für stotternde Schülerinnen zu verbessern. Die Bundesvereinigung Stotterer-Selbsthilfe e.V. stellt hierzu umfangreiches Informationsmaterial zur Verfügung. Eltern können hier ein Bindeglied und gleichzeitig Informationsvermittler sein. Sie sollten das Gespräch zu den Lehrerinnen Ihrer Kinder suchen und zeigen, dass ein offener, vorurteilsfreier Umgang mit dem Stottern eine gute Vorbeugung gegen mögliche Probleme wie Angst und Scham sein kann. Die mündliche Kommunikation nimmt heute eine Schlüsselposition im

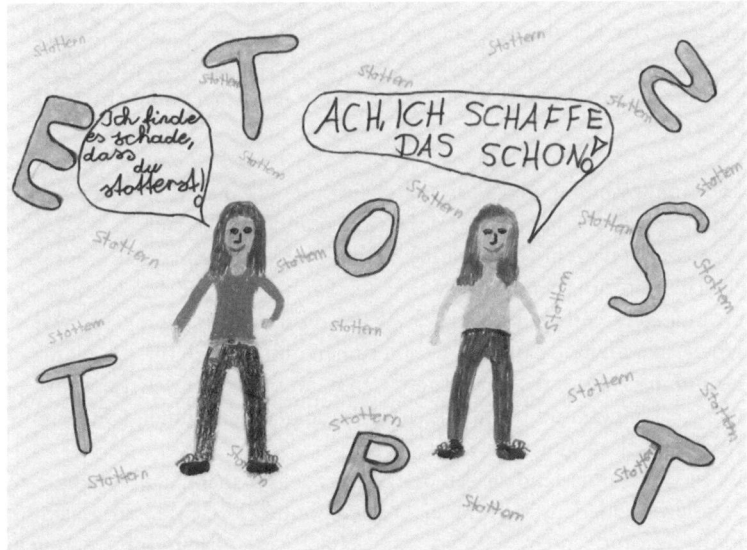

Pia Hans, 10 Jahre
Ich finde es schade, dass du stotterst! – Ach, ich schaffe das schon!

Schulalltag ein. Schon aus diesen Gründen muss es im Interesse der Lehrerinnen und der ganzen Schule sein, Kinder, die in diesen Bereichen Probleme haben, von Beginn an zu fördern und die Klassengemeinschaft als Unterstützung in diesem Prozess zu gewinnen.

Leider ist aus Erfahrungsberichten von stotternden Erwachsenen bekannt, dass viele ihre Schulzeit in nicht angenehmer Erinnerung behalten haben. Das Stottern spielt hierbei eine zentrale Rolle, da es die Betroffenen daran hindert, sprachlich ungezwungen und frei im Unterricht und im Klassenverband zu agieren. Stotternde Kinder können Opfer von Hänseleien, Ausgrenzung und schlimmstenfalls auch von Mobbing durch ihre Mitschülerinnen werden. In diesen Fällen können sich die Kinder meist nicht alleine wehren und sind auf die Zusammenarbeit von Eltern, Lehrerinnen und der Schulleiterinnen angewiesen.

Tauchen Probleme in der Schule auf, so können – insbesondere für die Leistungsbeurteilung – Ausnahmeregelungen getroffen werden. Besteht beispielsweise ein großer Unterschied zwischen der mündlichen und schriftlichen Note, weil es dem Kind aufgrund seines Stotterns nicht möglich ist, sich mündlich zu beteiligen oder eine Prüfung mündlich abzulegen, so kann ersatzweise auf eine schriftliche Überprüfung der Leistung ausgewichen werden. Dies ist über den so genannten Nachteilsausgleich in der Schulgesetzgebung geregelt. Hierbei geht es nicht darum, dass Leistungen nicht erbracht werden müssen, sondern darum, dass sie auf eine andere Art und Weise, z.B. in einer schriftlichen Form, abgelegt werden.

Die Bundesvereinigung Stotterer-Selbsthilfe e.V. beschreibt den Nachteilsausgleich für stotternde Schülerinnen und Schüler so:
„Stottern ist ursächlich körperlich bedingt und nicht Ausdruck einer psychischen Störung. Stottern ist eine anerkannte Sprechbehinderung. Das Grundgesetz verbietet in Art. 3 Abs. 3 die Benachteiligung von Menschen mit Behinderungen. Schülerinnen und Schülern, die sich auf Grund ihres Stotterns nur eingeschränkt am mündlichen Unterricht beteiligen können und in mündlichen Prüfungen benachteiligt sind, muss ein Nachteilsausgleich gewährt werden."

Es ist von Bundesland zu Bundesland, ja sogar manchmal von Schule zu Schule verschieden, wie und leider auch ob dieser Nachteilsausgleich im Sinne des stotternden Schülers angewendet wird. Nähere Informationen für Ihren individuellen Fall erhalten Sie direkt bei der Bundesvereinigung Stotterer-Selbsthilfe e.V.

Grundsätzlich gilt aber: Alle Hilfsmaßnahmen müssen persönlich auf den einzelnen Schüler abgestimmt sein und sollten immer gemeinsam von Lehrerinnen und Schülerinnen überlegt werden. Ansonsten können die an sich wohlgemeinten Angebote von Lehrerinnen das Gegenteil erzeugen und bei den betroffenen Schülerinnen Gefühle von Benachteiligung oder Nicht-ernst-genommen-werden auslösen.

Beruf – Studium
Welchen Beruf können stotternde Jugendliche ergreifen?

Stotternden Jugendlichen stehen prinzipiell – genauso wie nicht stotternden Jugendlichen – alle Berufe offen. Auch Sprecherberufe. Dazu gehören ebenso sämtliche Berufe, für die ein Studium notwendig ist. Letztendlich sollte der einzelne Betroffene entscheiden, welcher Beruf seinen Neigungen am besten entspricht und ob das Stottern ihn in seiner Berufsausübung beeinträchtigen könnte. Um diese Entscheidung treffen zu können, können Praktika und Schnuppertage im zukünftigen Berufsfeld eine große Hilfe sein.

Je selbstbewusster und selbstverständlicher jemand mit seinen Sprechunflüssigkeiten umgeht, desto weniger fallen diese anderen Menschen auf. Viele stotternde Menschen arbeiten in Berufen, in denen sie viel sprechen müssen. Einige arbeiten in Bereichen mit Publikumsverkehr, z.B. als Kundenberaterin bei einer Bank, als Steuerberaterin im eigenen Büro oder als Fachverkäuferin in einem Geschäft.

Die Berufswahl sollte auf keinen Fall ausschließlich unter dem Aspekt getroffen werden, möglichst wenig sprechen zu müssen. Oftmals werden gerade diese Entscheidungen im Nachhinein von den Betroffenen sehr bereut. Zudem gibt es heute fast keine Berufe mehr, in denen kaum oder wenig gesprochen wird.

Sicher sind hiermit nicht alle Fragen beantwortet, trotzdem hoffen wir, dass wir einige Anregungen und Erfahrungen weitergeben konnten. Für einen offenen und positiven Umgang mit dem Stottern brauchen Eltern viel Mut und Vertrauen zu sich und ihrem Kind. Auch wenn dies nicht einfach zu erreichen ist, glauben wir, dass sich die Mühe lohnt und Sie für sich und Ihr Kind viel erreichen können.

Stichwortverzeichnis

Literatur

American Speech-Language-Hearing Association (ASHA): Guidelines for Practice in Stuttering Treatment. DOI: 10.1044/policy.GL1995-00048, 1995 http://www.asha.org/docs/html/GL1995-00048.html#top 5

Baumgartner, S.: Sprechflüssigkeit. In: Baumgartner S./Füssenich, I.: Sprachtherapie mit Kindern. München 1992

Baumgartner, S.: Kinder lernen sprechen: Vom (un-)aufhaltsamen Weg in die Sprechflüssigkeit. Deutsche Gesellschaft für Sprachheilpädagogik: Sprache – Verhalten – Lernen. Würzburg 1993, 54-85

Bennecken, J.: Wenn die Grazie mißlingt. Stottern und stotternde Menschen im Spiegel der Medien. Bundesvereinigung Stotterer-Selbsthilfe e.V., Köln 1996

Dell, C.: Therapie für das stotternde Schulkind. Bundesvereinigung Stotterer-Selbsthilfe e.V., Köln 1994

Demosthenes-Institut der Bundesvereinigung Stotterer-Selbsthilfe e.V.: Benni 4: Benni...und die Jjjjets! 1. Auflage 2006

Fiedler, P. / Standop, R.: Stottern: Ätiologie-Diagnose-Behandlung. Psychologie Verlags Union Weinheim 1994

Goldman-Eisler, F.: The continuity of speech utterance: its determinants and its significance. Language and Speech 4 (1961) 220-231

Gordon, T.: Familienkonferenz. München 1991

Ham, R.: Techniken der Stottertherapie. Demosthenes Verlag der Bundesvereinigung Stotterer-Selbsthilfe e.V., Köln 2000

Hansen, B. / Iven, C.: Stottern und Sprechflüssigkeit. Sprach- und Kommunikationstherapie mit unflüssig sprechenden (Vor-)Schulkindern. Urban & Fischer, München Jena 2002

Heap, R. (Hrsg.): Meine Worte hüpfen wie ein Vogel: Kinder malen ihr Stottern. Demosthenes Verlag der Bundesvereinigung Stotterer-Selbsthilfe e.V. Köln, 1. Auflage 2005

Iven, C. / Hansen, B.: Stottern und Sprechflüssigkeit. München 2002

Johannsen, H.S. / Schulze, H.: Praxis der Beratung und Therapie bei kindlichem Stottern. Ulm 1993.

Johannsen, H.S.: Stottern bei Kindern. In: Lehrbuch der Sprachheilpädagogik und Logopädie. Band 2. Erscheinungsformen und Störungsbilder. 3. Auflage (2009) 160-169

Kowal, S., D.C. O`Conell, E.F. Sabin: Development of temporal patterns and vocal hesitations in spontaneous narratives. J. Psycholinguistic Res. 4 (1975) 195-207

Marcus, A. / Johannsen H.S. / Rothenberger, A.: Medikamentöse Behandlung des Stotterns. In: Stottern. Münster 1993

Motsch, M.: Elternseminare bei kindlichem Stottern: Therapieersatz und/oder Weichenstellung zur angemessenen Behandlung. In: Stottern. Münster 1993

Natke, U.: Stottern. Erkenntnisse, Theorien, Behandlungsmethoden.
2. vollständig überarbeitete und ergänzte Auflage. Verlag Hans Huber, Bern 2005

Natke, U., Sandrieser, P., Pietrowsky, R., & Kalveram, K. Th.: Disfluency data of
german preschool children who stutter and comparison children. Journal of Fluency
Disorders, 31 (3), (2006) 165-176.

Randoll, D. / Jehle, P.: Therapeutische Interventionen bei beginnendem Stottern.
Dortmund 1990

Sandrieser, P. / Schneider, P.: Stottern im Kindesalter. 2. aktualisierte Auflage.
Stuttgart, New York, Thieme Verlag 2004

Scherer, Alois: Arbeitsblätter zum Elterntraining. Hinterdenkental 1991

Schindler, A.: Stottern und Schule. Ein Ratgeber für Lehrerinnen und Lehrer.
Demosthenes Verlag 1997

Schindler, A.: Stottern erfolgreich bewältigen. Natke-Verlag
3. aktualisierte Auflage 2008

Schulze, H. / Johannsen, H.S.: Stottern bei Kindern im Vorschulalter. Theorie,
Diagnostik, Therapie. Ulm 1986.

Schulze, H. / Johannsen, H.S.: Differentialdiagnose der Sprechunflüssigkeiten
im Vorschulalter: Entwicklungsunflüssigkeit oder Stottern? In: Sprache-Stimme-
Gehör 11 (1987) 54-60

Schulze, H.: Stottern und Interaktion. Phoniatrische Ambulanz der Universität Ulm 1989

Sick, U.: Poltern. Theoretische Grundlagen, Diagnostik, Therapie.
Thieme Verlag Stuttgart, New York 2004

Starkweather , C.W.: Fluency and Stuttering. Englewood Cliffs, N.J., Prentice Hall 1987

Starkweather, C.W. / Ridener Gottwald, S./ Halfond, M.:
Stuttering prevention - a clinical method. Englewood Cliffs 1990

Van Riper, CH.: Die Behandlung des Stotterns. Solingen, Demosthenes Verlag 1986

Van Riper, CH.: Letzte Gedanken über das Stottern. In: Der Kieselstein 1994, Heft 11, 20

Weikert, K.: Stottertherapie mit Kindern, Jugendlichen und Erwachsenen.
In: Grohnfeldt, M. (Hrsg.): Lehrbuch der Sprachheilpädagogik und Logopädie.
Band 4. Beratung, Therapie und Rehabilitation (2003), 211-234

Weikert, K.: Stottern. In: Grohnfeldt, M. (Hrsg.): Lexikon der Sprachtherapie.
Stuttgart: Kohlhammer Verlag (2007), 334-338

Weikert, K.: Stottern bei Jugendlichen und Erwachsenen. In: Lehrbuch der
Sprachheilpädagogik und Logopädie. Band 2. Erscheinungsformen und
Störungsbilder. 3. Auflage (2009), 170-182

Wendlandt, W: Sprachstörungen im Kindesalter. Thieme Verlag Stuttgart 1992

World Health Organization: International classification of impairments, disabilities
and handicaps. WHO, Genf 1980

Benni: Comics für Kinder und Jugendliche ab 9 Jahre
20 Seiten

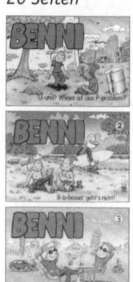

Benni : U-und?
Wwwo ist das P-problem?
Benni 2: B-b-besser geht's nicht!
Benni 3: ...auf K-k-klassenfahrt!
Benni 4: ... und die Jjjjets!

Pfiffig und selbstbewusst meistert Benni die Tücken, die der Alltag eines 12-jährigen so mit sich bringt: Schule, Mädchen, Familie. Ach ja: Benni stottert – und wo ist das Problem? Der „Held" bietet stotternden Kindern eine Identifikationsfigur und hilft, die emotionale Seite des Stotterns zu bewältigen, und das ohne pädagogischen Zeigefinger.

Ruth Heap (Hrsg.): Meine Worte hüpfen wie ein Vogel. Kinder malen ihr Stottern
2005, 54 Seiten

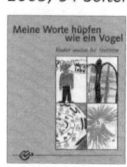

In beeindruckender Weise vermitteln die Bilder, was Kinder erleben, die stottern. Sie lassen uns teilhaben an den Gefühlen, die das Stottern und die Reaktionen der Umwelt bei ihnen auslösen: Traurigkeit, Hilflosigkeit, Ärger und Wut. Daneben zeigen die Bilder auf sympathische und eindrückliche Weise, dass diese Kinder ganz „normal" sind und Stottern nur eine neben vielen Eigenschaften ist. Mit kleinen Sachtexten wird Wissenswertes zum Thema Stottern vermittelt und Handlungsmöglichkeiten werden aufgezeigt. Dieses Bilderbuch wendet sich an alle, die mit Kindern zu tun haben.

Mona Jüntgen: L-l-lissi will d-d-dazugehören. Ein Bilderlesebuch für Mädchen von 7 bis 10 Jahren
2009, 52 Seiten

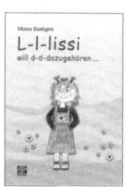

Lissi, ein schlaues, aufgewecktes Mädchen, möchte auch dazugehören. Doch das ist gar nicht so leicht...
Sie weiß ja, dass sie nicht so flüssig sprechen kann und dass es etwas länger dauert, bis sie gesagt hat, was sie sagen möchte. Das ist auch der Grund, warum sie keine Freunde hat und sich in der Schule nicht traut, sich im Unterricht zu beteiligen, wie alle anderen Kinder. Doch plötzlich lernt sie Peter kennen und alles kommt ganz anders...

Mimmo und die geheimnisvolle Lupe. Ein Bilderbuch zum Stottern für Kinder ab 5 Jahren
2004, 26 Seiten

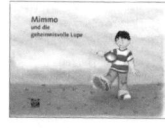

Mimmo stottert und gerade die unangenehmen Dinge haben für ihn eine übergroße Bedeutung, denn er sieht sie durch eine geheimnisvolle Lupe. Aber dann merkt Mimmo, dass er alles auch ganz anders betrachten kann und dass er die Lupe eigentlich gar nicht braucht...

Karin Fleischhauer: Manchmal stottert Tim / Manchmal stottert Lisa. Malhefte für Kinder bis 7 Jahre
2004, jeweils 12 Seiten

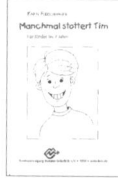

Tim und Lisa sind ganz normale Kinder. Nur manchmal brauchen sie eben etwas länger, um etwas zu sagen. Aber das macht keinem ihrer Freunde etwas aus...
In kurzen Texten und Zeichnungen zum Ausmalen werden Alltagsszenen dargestellt, in denen alle Kinder sich wiederfinden können.

Eelco de Geus: Manchmal stotter ich eben. Ein Buch für stotternde Kinder von 7 bis 12 Jahren
Geplante Neuauflage für Dezember 2010

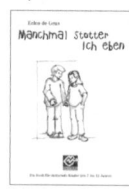

Einfühlsam und altersgerecht spricht der Autor an, was Stottern ist und welche Gefühle und Reaktionen damit verbunden sein können. So wird Kindern und Eltern der Weg zu einem unverkrampften, offenen Umgang mit dem Stottern geebnet.

Margaret Klare: Hallo, hier ist Felix
2008, 130 Seiten

„Das war sein Wunschtraum: Den Hörer schnappen, die Zahlen tippen, warten. Na endlich! ‚Hallo, hier ist

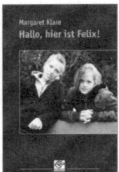

Felix. Kann ich Rainer sprechen?' Und dann loslegen. Reden. Ohne zu stottern. Wenn er das schaffen würde!" Was für alle anderen das Normalste von der Welt ist, nämlich am Telefon seinen Namen zu sagen, scheint für Felix eine Unmöglichkeit. Einfühlsam und engagiert erzählt die Autorin die Geschichte des 15jährigen Felix: von seinem Stottern, seiner ersten Liebe und einer Sprachtherapie, die ihm hilft.

Wenn das Sprechen klemmt.
Ein Ratgeber für Jugendliche
1996, 94 Seiten

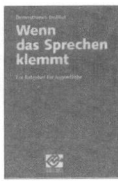

Warum gerade ich? Was ist Stottern überhaupt? Wer hilft mir und was kann ich tun? Was sagen andere Betroffene über ihr Stottern, wie gehen sie damit um? Diese und andere Fragen beantwortet der Ratgeber „Wenn das Sprechen klemmt" auf verständliche Weise.

Dieses Buch will kein Fachbuch sein. Es ist ein Begleiter und Ratgeber – es will Jugendliche ermutigen, bei der Bewältigung des Stotterns neue Wege einzuschlagen und selber aktiv zu werden.

Peter Schneider / Patricia Sandrieser:
Direkte Therapie bei stotternden Kindern
Symptomorientierte Verfahren für Kinder zwischen 2 und 12 Jahren
2002, DVD ca. 60 Min. + Begleitbuch 56 Seiten

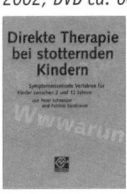

Therapiebeginn im Kleinkindalter? Indirekter Ansatz oder direktes Vorgehen? Die Grundsätze in der Therapie des kindlichen Stotterns sind im Fluss. Mit ihrem Film und einem ausführlichen Begleitbuch machen die Autoren ein richtungsweisendes Konzept in Wort und Bild deutlich. Schritt für Schritt dokumentieren sie Prinzipien und Verlauf des symptomorientierten Therapieansatzes für Kinder von 2 bis 12 Jahren und bieten damit Fachleuten einzigartiges Material für Praxis, Lehre und Fortbildung.

Angelika Schindler: Stottern und Schule.
Ratgeber für Lehrerinnen und Lehrer
2. Aufl. 2001, 104 Seiten

Bis zu fünf Prozent aller Kinder und Jugendlichen sind zumindest zeitweise von der Sprechbehinderung Stottern betroffen. Die Wahrscheinlichkeit, dass es auch an Ihrer Schule stotternde SchülerInnen gibt, ist also hoch.

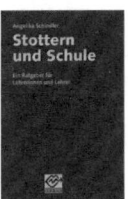

Stottern als solches zu erkennen und darauf adäquat zu reagieren, kann im Schulalltag eine besondere Herausforderung darstellen. Mit sachlichen Informationen und praktischen Hinweisen unterstützt der Ratgeber „Stottern und Schule" Lehrerinnen und Lehrer beim Umgang mit stotternden Kindern.

Carl Dell, Jr.:
Therapie für das stotternde Schulkind.
3. Aufl. 2001, 186 Seiten

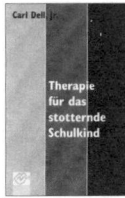

Frühestmöglich intervenieren – dazu fordert Carl Dell auf. Doch wie kann man mit Kindern am besten therapeutisch arbeiten? Wie soll mit jungen Stotternden umgegangen werden? Dazu gibt das Buch eine Fülle von praxisnahen Hinweisen. Es soll helfen, schon in frühen Entwicklungsstadien des Stotterns sinnvolle Maßnahmen zu ergreifen. Carl Dell, selbst Stotterer und ehemaliger Schüler von Van Riper, gelingt es in diesem Buch, ebenso anschaulich wie leicht verständlich zur Arbeit mit stotternden Kindern zu ermutigen und anzuleiten.

Horst M. Oertle: Therapie des Stotterns.
Ein Ratgeber
1998, 146 Seiten

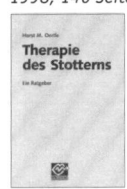

Wie findet man den richtigen Berater bzw. die richtige Beraterin? Wer bietet geeignete Hilfen an? Welche unterschiedlichen Ansätze gibt es? Was erwartet mich in einer Therapie? Bei diesen und anderen Fragen will der Therapieratgeber Hilfestellungen bieten. Es werden Wege aufgezeigt, eine geeignete Therapieform zu finden. Das Buch gibt dabei umfassende Informationen rund um das Thema Stottern und eignet sich auch als Nachschlagewerk.

Als Anerkennung für ihre Unterstützung gelten für Mitglieder und Förderer der BVSS ermäßigte Verlagspreise. Siehe unter www.bvss.de/shop/ oder fragen Sie uns.

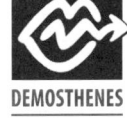
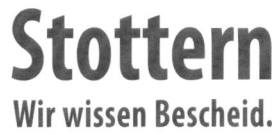

DEMOSTHENES **Stottern** Wir wissen Bescheid.

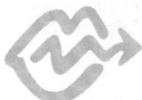

Bundesvereinigung Stotterer-Selbsthilfe e.V.
Stimme für viele

Die Bundesvereinigung Stotterer-Selbsthilfe e.V. (BVSS) ist die Interessenvertretung stotternder Menschen in Deutschland – gestützt von ihren Mitgliedern, acht Landesverbänden, zahlreichen lokalen Stotterer-Selbsthilfegruppen und mehr als 30 Jahren Erfahrung. Wir haben uns zum Ziel gesetzt, die Lebenssituation für stotternde Kinder, Jugendliche und Erwachsene zu verbessern. Darüber hinaus ist die Informations- und Beratungsstelle der Bundesvereinigung Stotterer-Selbsthilfe die einzige überregional tätige Einrichtung, die umfassend und unabhängig zum Thema Stottern informiert und berät – die zentrale Anlaufstelle für Ratsuchende, Fachleute und Medien.

• Aufgaben und Angebote im Überblick

Die BVSS informiert:
- Materialien zur Erstinformation
- Öffentlichkeitsarbeit und Kampagnen
- Literatur, Ratgeber, Kinderbücher und Filme (im zur BVSS gehörenden Fachverlag Demosthenes-Verlag)

Die BVSS hilft:
- Individuelle Fachberatung
- Bundesweites Therapeutenverzeichnis
- Aktive Zusammenarbeit mit Berufsverbänden und Forschung

Die BVSS fördert:
- Gründung und Organisation von Stotterer-Selbsthilfegruppen bundesweit
- Seminare und Workshops für Betroffene und Angehörige
- Erfahrungsaustausch und Vernetzung

Die BVSS fordert:
- Abbau der Diskriminierung
- Prävention und schulische Förderung
- Klarheit über relevante Rechtsgrundlagen

• Hilfe für Eltern

Für Mütter und Väter stotternder Kinder sind die folgenden Angebote der Bundesvereinigung Stotterer-Selbsthilfe besonders interessant und hilfreich:
- Kostenlose Flyer und Broschüren – beispielsweise mit Tipps für die Therapeutensuche
- Elternseminare – gemeinsam mit anderen Familien, unter fachlicher Anleitung, lernen Eltern, wie sie ihr stotterndes Kind unterstützen können

- Individuelle Fachberatung zur Stottertherapie
- Methoden und Therapieansätze, Hilfe zum Umgang mit Stottern innerhalb der Familie
- Bundesweites Therapeutenverzeichnis – Adressen von auf Stottern spezialisierten Therapeutinnen, mit Informationen zur Behandlungsmethode, Erfahrung in der Behandlung von Kindern usw.
- Literatur und Film – Ratgeber für Eltern und Jugendliche, aber auch Mut machende Kinderbücher und Comics

• Einladung zum Mitmachen

Erst durch das Engagement vieler Einzelner kann die Bundesvereinigung Stotterer-Selbsthilfe e.V. (BVSS) ihre Aufgaben erfüllen und die Lebenssituation für stotternde Kinder und Erwachsene verbessern. Es gibt verschiedene Wege uns dabei zu unterstützen:

Gemeinsam stark – als Mitglied
Als Mitglied der BVSS sind Sie Teil einer starken Gemeinschaft, die sich für alle stotternden Kinder und Erwachsenen einsetzt:
- für den Abbau von Vorurteilen und Diskriminierung
- für sachliche Aufklärung und frühestmögliche Hilfe
- für unabhängige Beratung und aktive Selbsthilfe

Als Mitglied stärken Sie unsere Position als Interessenvertretung stotternder Menschen in Deutschland. Durch Ihre Mitgliedsbeiträge tragen Sie zur finanziellen Unabhängigkeit der Bundesvereinigung Stotterer-Selbsthilfe bei und ermöglichen eine langfristige Planung.

Hilfe und Verbundenheit - als Förderer
Als Fördermitglied unterstützen Sie solidarisch
unseren Einsatz für die Belange stotternder Menschen. Sie tragen mit regelmäßigen Jahresspenden
zum Erhalt unserer Angebote bei und ermöglichen
uns, kurzfristige Projekte zu realisieren.

Spontane Hilfe - als Spender
Mit einem „Geschenk" für unsere Arbeit helfen Sie
uns, kurzfristige Projekte zu realisieren.

**Sie möchten die Bundesvereinigung
Stotterer-Selbsthilfe e.V. unterstützen?
Wir sind für Sie da:
Telefon 0221 - 139 1106, info@bvss.de**

• Nützliche Adressen

Bundesvereinigung Stotterer-Selbsthilfe e.V.
Informations- und Beratungsstelle
Zülpicher Str. 58
50674 Köln

Telefon 0221 - 139 1106
Telefax 0221 - 139 1370
info@bvss.de
www.bvss.de

• Lokale Beratungsmöglichkeiten

Dortmund
Kontakt- und Beratungsstelle
für Eltern stotternder Kinder
Sprachtherapeutisches Ambulatorium
Telefon 0231 - 7 55 -52 12
Zbt-sprache.fk13@uni-dortmund.de

München
Stotterberatungsstelle
der Ludwig-Maximilian-Universität
Telefon 089 - 21 80 -52 30
stotter-beratungsstelle@edu.lmu.de
www.paed.unimuenchen.de/~sbp/beratung

Saarland
Elterninitiative proVoce e.V.
info@pro-voce.de
www.pro-voce.de

• Verbände der therapeutischen Berufsgruppen

**ivs - Interdisziplinäre Vereinigung
der Stottertherapeuten e.V.**
Geschäftsstelle
Stefan Siewing
Erftstr. 1
50859 Köln
Telefon 02234 - 6 02 93 08
info@ivs-online.de
www.ivs-online.de

**dbl - Deutscher Bundesverband
für Logopädie e.V.**
Augustinusstr. 11a
50226 Frechen
Telefon 02234 - 3 79 53 -0
info@dbl-ev.de
www.dbl-ev.de

**dbS - Deutscher Bundesverband der
akademischen Sprachtherapeuten e.V.**
Bundesgeschäftsstelle
Goethestraße 16
47441 Moers
Telefon 02841 - 9 88 91 9
info@dbs-ev.de
www.dbs-ev.de

**dgs - Deutsche Gesellschaft für
Sprachheilpädagogik e.V.**
Geschäftsführender Vorstand
Goldammerstraße 34
12351 Berlin
Telefon: 030 - 6 61 -6004
info@dgs-ev.de
www.dgs-ev.de

**Deutscher Bundesverband
der Atem-, Sprech- und
Stimmlehrer/innen
Lehrervereinigung
Schlaffhorst-Andersen e.V.**
Holstenwall 12
20355 Hamburg
Telefon 040 - 3 57 13 80 0
info@dba-ev.de
www.dba-ev.de